Dr. med. Ursula Kreuzberger

SO VERLASSEN SIE DAS HOCHDRUCKGEBIET

Dr. med. Ursula Kreuzberger

SO VERLASSEN SIE DAS HOCHDRUCK-GEBIET

Bluthochdruck senken mit der M.E.S.S.-Methode

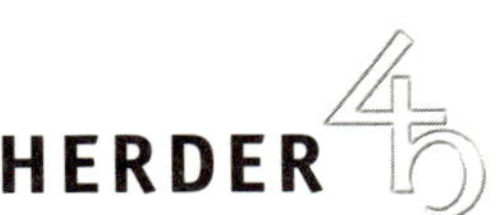

FREIBURG · BASEL · WIEN

Die diesem Buch zugrunde liegenden Forschungsergebnisse und die Empfehlungen wurden sorgfältig erarbeitet und geprüft. Eine Gewähr kann jedoch nicht übernommen werden. Ebenso ist eine Haftung der Autorin bzw. des Verlags für Personen- oder Sachschäden ausgeschlossen. Die in diesem Buch vorgestellten Vorschläge und Informationen ersetzen nicht eine medizinische Behandlung.

Für Theresa und Tim

www.herder.de

Illustrationen: Designed by Freepik.com
(macrovector, valadzionak-volha , vectorpocket)
Satz: Carsten Klein, Torgau

Herstellung: PBtisk a. s., Příbram
Printed in the Czech Republic

ISBN Print 978-3-451-60131-6
ISBN E-Book (EPub) 978-3-451-83232-1

INHALT

EINFÜHRUNG

Liebe Leserinnen und Leser,

Seit mehr als 25 Jahren behandle ich Blutdruckpatienten und begleite sie mit ihrer Erkrankung über viele Jahre, manchmal Jahrzehnte. Während dieser Tätigkeit als kardiologisch ausgebildete Internistin konnte ich viele wertvolle Erfahrungen sammeln und grundlegende Erkenntnisse gewinnen. Unter all den Erkrankungen, die ich behandeln durfte, war speziell der Bluthochdruck immer ein Herzensanliegen von mir. Denn ich stellte fest: Je mehr Wissen und Erfahrung ich mir angeeignet hatte, desto müheloser gelang mir die Blutdrucktherapie und desto zufriedener und beschwerdefreier waren und sind die Patienten.

Auch schwierig einzustellende Patienten mit langjährig massiv erhöhten Werten fühlten sich unter einer intensivierten und an ihre Bedürfnisse angepassten Therapie viel wohler und belastbarer. Der Alltag war wieder mühelos zu bewältigen, soziale Kontakte konnten verstärkt gepflegt werden, und auch regelmäßige körperliche Bewegung war ihnen wieder möglich, ohne dass sie nach kurzer Zeit kurzatmig wurden oder vollkommen ausgepowert waren. Es war und ist eine Freude, mitanzusehen, wie der Blutdruck zu einer Nebensache wird und die Patienten nicht mehr täglich beunruhigt oder ängstigt.

Zu hoher Blutdruck betrifft ca. 44 Prozent unserer deutschen Bevölkerung und damit 35 Millionen Menschen allein hierzulande. Tendenz weiterhin steigend. Der Bluthochdruck und seine Folgen wie Herzinfarkt und Schlaganfall sind die häufigste Todesursache weltweit, und auch hier ist die Tendenz weiter zunehmend.

Wussten Sie, dass 90 Prozent aller Herzinfarkte heutzutage vermeidbar sind (Interheart-Studie mit 30 000 Teilnehmern)? Wie wunderbar ist diese Aussage und wie beruhigend und groß ist der Ansporn, möglichst viel darüber zu wissen, um sein Leben entsprechend umzustellen!

Steigt der obere Blutdruck um 10 mmHg an, so erhöht sich das Schlaganfallrisiko um 30 Prozent. Der Blutdruck wird nämlich in der Einheit »Millimeter Quecksilbersäule« gemessen. Hg ist die Abkürzung für Quecksilber. Früher wurde der Blutdruck anhand einer Quecksilbersäule gemessen, ähnlich einem Fieberthermometer.

Bei einem dauerhaft erhöhten Bluthochdruck ist das Risiko, einen Schlaganfall zu erleiden, im Vergleich zur gesunden Bevölkerung um das Vierfache erhöht. Und auch das mittlere Risiko für eine Erweiterung der Bauchschlagader steigert sich um 30 Prozent.

All das sollte uns zu denken geben. Auch wenn der Bluthochdruck häufig unbemerkt bleibt, ist das eine schleichende Gefahr, die wir unbedingt im Auge behalten sollten. Also schauen Sie hin, messen Sie Ihren Blutdruck selbst, dann wissen Sie, wo Sie stehen. Sie selbst haben es in der Hand. Schlagen Sie dem Schicksal ein Schnippchen!

Viele Menschen leben über Jahre hinweg mit erhöhtem Blutdruck, ohne es zu wissen. Und mehr als 50 Prozent der diagnostizierten und behandelten Hypertoniker, also Menschen mit erhöhtem Blutdruck, sind nicht adäquat therapiert, das heißt, ihre Therapie entspricht nicht den Richtlinien, die von der europäischen Hochdruckliga vorgegeben werden.

Wird hoher Blutdruck nicht behandelt, verkürzt er das Leben erheblich. Wenn z. B. ein 35-jähriger Mann mit einem dauerhaften Blutdruck von 140–150/100 mmHg nicht behandelt wird, nimmt seine Lebenserwartung im Schnitt um 16,5 Jahre ab. Er wird also nicht 77, sondern nur 60 Jahre alt. In dieser Zeit schädigt der Bluthochdruck weitgehend unbemerkt sein Herz, die Blutgefäße und natürlich auch das Gehirn.

Wie gesagt, 90 Prozent aller Herzinfarkte wären heutzutage vermeidbar. Das klingt dramatisch, kann uns aber auch zuversichtlich stimmen. Denn das bedeutet ja auch, dass die Medizin mit ihrem Wissen in der Lage ist, uns vor den weitreichenden Folgen des hohen Blutdrucks zu schützen. Wenn wir bereit und in der Lage sind, dieses Wissen zu nutzen und umzusetzen, wird einem sorgenfreien Leben in Bezug auf Ihre Herzgesundheit nichts mehr im Wege stehen.

Glauben Sie mir, ich hatte und habe hochbetagte Patientinnen und Patienten, zum Teil auch über 90 Jahre alt, die geistig im Vollbesitz ihrer Kräfte sind und nie wegen einer kardiologischen Ursache das Krankenhaus aufsuchen mussten. Auch sie profitieren von niedrig normalen Blutdruckwerten und vertragen die Therapie ähnlich gut wie jüngere Patienten. Nur in absoluten Ausnahmefällen habe ich Unverträglichkeitsreaktionen gesehen.

Das hat mich bestärkt, weiterhin sorgfältig und gewissenhaft ihren Blutdruck im Auge zu behalten, ihn genauso ernst zu nehmen wie den jüngerer Patienten, um ihnen einen entspannten und aktiven Alltag im Alter zu ermöglichen.

Dabei kam mir neben meiner langjährigen hausärztlichen Tätigkeit auch meine Ausbildung in der Kardiologie und kardiologischen Intensivmedizin zugute. So konnte ich akute Krankheitsbilder wie schwere Herzinfarkte mit Beatmungspflicht, schwere Herzrhythmusstörungen mit Reanimation und schwerst dekompensierte Herzschwäche diagnostizieren, behandeln und begleiten.

Die zweite tragende Säule neben der Schulmedizin sind für mich die Naturheilverfahren und eine ganzheitliche Sicht der jeweiligen Erkrankung. Das ist so wichtig und unabdingbar! Meiner

Ansicht nach sollten immer beide Säulen den Therapieplan tragen und den Blick der Ärztin oder des Arztes leiten. Es sollte ein großes Ganzes sein, der Patient sollte in seiner Ganzheit und Komplexität wahrgenommen werden, und es sollte eine individuelle und ausgewogene ganzheitliche Therapie erfolgen.

Dabei sollte jeder Schritt für den Patienten nachvollziehbar sein, er sollte selbst von der Vorgehensweise überzeugt sein, damit die richtigen Schritte zur Gesundung gemeinsam gegangen werden können.

Es ist mir ein großes Anliegen, Ihnen, liebe Leser, so anschaulich wie möglich zu erklären, welche Veränderungen in Ihrem Körper bei Bluthochdruck stattfinden und warum es zu bestimmten Symptomen kommen kann, die Sie vielleicht ängstigen. Mithilfe unserer modernen Medizin können heutzutage erstaunlich viele dieser körperlichen Veränderungen wieder rückgängig gemacht werden, eventuell kann es sogar zur vollständigen Rückbildung kommen, wenn die Veränderungen noch nicht lange bestehen und optimal eingestellt werden.

Der zweite Teil des Buches widmet sich meiner M.E.S.S.-Methode. Hier veranschauliche ich Ihnen ganz praktisch, wie ich diese Methode in der Praxis anwende. Dabei gibt es wichtige Säulen wie einen sehr detaillierten Messplan (M) für zu Hause. Daneben eine individuell abgestimmte Ernährungsberatung (E) und Empfehlungen für einen guten und erholsamen Schlaf (S). All dies wird mit einer schulmedizinischen Therapie (S) verbunden, um ein optimales Ergebnis zu erzielen.

Freuen Sie sich also, Sie dürfen erleichtert sein, Sie haben vieles selbst in der Hand, und unter ärztlicher Begleitung kann es Ihnen gelingen, bis ins hohe Alter ein normales Leben mit sehr hoher Lebensqualität zu führen.

Legen Sie die Messlatte hoch und geben Sie sich nicht mit Ihren erhöhten Blutdruckwerten zufrieden. Es gibt einen Weg zu anhaltend niedrig normalen Blutdruckwerten. Packen Sie es an und starten Sie noch heute!

Dabei sollten Sie in jede Richtung offen bleiben, denn sowohl Schulmedizin als auch komplementäre Medizin arbeiten bei dieser Erkrankung Hand in Hand. Fällt eine der beiden Säulen weg, gerät das ganze System in Schieflage und wird nicht von Erfolg gekrönt sein.

Machen Sie sich auf den Weg, am besten heute noch, und haben Sie einen langen Atem, es wird sich in jedem Fall lohnen. Und ich begleite Sie sehr gerne dabei.

Bluthochdruck ist spannend, bleiben Sie dran und es wartet eine große Belohnung auf Sie: ein Leben mit Kraft und Energie und Würde bis ins hohe Alter! Sie werden geistig fit bleiben, ohne Demenz und Schlaganfall und ohne Einschränkung ihrer Herzmuskelkraft!

Schauen Sie auf sich, achten Sie auf Ihre Gesundheit und suchen Sie sich einen Arzt, der sich sehr gut mit Bluthochdruck auskennt und Sie ernst nimmt!

Ich möchte mit diesem Buch bewirken, dass in jedem von Ihnen, liebe Leser, die Überzeugung reift, dass es sich lohnt, Energie und Zeit und Engagement in den Blutdruck zu stecken, denn Sie spüren ihn zunächst vielleicht nicht, aber wenn Sie ihn spüren und bereits unter Folgeerkrankungen wie Rhythmusstörungen, Herzinfarkt, Schlaganfall oder Demenz leiden, dann ist es meist schon sehr spät und umso mühsamer, das Rad wieder zurückzudrehen.

Das A und O ist ein sehr gut eingestellter Blutdruck, glauben Sie mir. Das ist das große Geheimnis, damit steht und fällt alles. Und damit meine ich kontinuierlich gut eingestellt, unabhängig von der Tageszeit und unabhängig von der Umgebungssituation.

Das sollte unser gemeinsames Ziel sein, hier sollte der Weg hingehen, und es kann gar nicht genug Zeit und Energie dafür aufgewendet werden. Kardiovaskuläre Todesursachen stehen in Deutschland immer noch an erster Stelle, das müsste nicht sein. Unser Wissen und unsere technischen Möglichkeiten sind so ausgereift und auch der Zugang und die Akzeptanz der Komplementärmedizin, d.h. alternative Heilmöglichkeiten, ist in der breiten Bevölkerung so groß, wir müssen nur darauf zurückgreifen und diesen Wissensschatz in unser Leben integrieren.

Dann haben wir ungeahnte Möglichkeiten und Ressourcen und können zum Wohle aller aus dem Vollen schöpfen.

Ich freue mich sehr, Ihnen mein ganzheitliches Konzept zur effektiven und nachhaltigen Blutdrucksenkung vorstellen zu können!!

Lassen Sie uns die Reise beginnen!

Herzlichst Ihre
Dr. Ursula Kreuzberger

WIE HANDHABE ICH DIESEN RATGEBER?

Dieses Buch besteht aus zwei großen Einheiten. Der erste Teil beinhaltet viel aktuelles Hintergrundwissen und viele Informationen, die Ihnen anschaulich vor Augen führen, welche Blutdruckwerte für Sie in Ihrem Leben relevant sind. Er gibt Ihnen einen Leitfaden und erklärt Ihnen ausführlich, warum möglichst niedrige Blutdruckwerte für Sie bedeutsam sind, um sich vor Herzinfarkt und Schlaganfall zu schützen.

Darüber hinaus erfahren Sie, welche Veränderungen in Ihrem Körper, wenn Sie an Bluthochdruck erkrankt sind, im Laufe der Jahre stattfinden, und bekommen einen Überblick, welche Untersuchungen in regelmäßigen Abständen sinnvoll sind.

Der zweiten Teil des Buches widmet sich meiner M.E.S.S.-Methode. Hier erfahren Sie sehr praxisnah, wie Sie Schritt für Schritt neue Dinge in Ihr Leben einfügen können, die Ihnen guttun und die Ihren Blutdruck auf natürliche Weise senken. Es werden eine Reihe von Maßnahmen vorgestellt, die Ihr Leben entspannen und bereichern werden.

Wie bei einem großen Vorspeisenbuffet können Sie sich das Kapitel zuerst herauspicken, das Sie am meisten anspricht. Haben Sie das Kapitel gelesen, wollen Sie sich vielleicht zwei Dinge aussuchen, die Sie in den darauffolgenden vier Wochen gut umsetzen können. Wenn Sie zum Beispiel das normale Kochsalz durch das sogenannte Blutdrucksalz (überall im Internet oder Reformhäusern erhältlich) ersetzen, haben Sie bereits einen ersten richtigen Schritt getan. Daneben reduzieren Sie sehr salzhaltige Speisen und bevorzugen stattdessen leckere Gemüse, die viel Kalium enthalten – zum Beispiel Tomaten als Saft oder Gemüse. Oder gekochte Kartoffeln oder Süßkartoffeln mit Schale, um hier nur einige Beispiele zu nennen. Denn unter der Schale befinden sich die wichtigen Mineralstoffe für Ihr Herz. Diese Veränderung behalten Sie vier Wochen bei.

Nun fügen Sie zusätzlich eine neue Gewohnheit dazu. Zum Beispiel eine Atemübung aus dem Kapitel Entspannung. Diese dreiminütige Entspannungseinheit bauen Sie immer wieder in Ihren Alltag ein. Sie werden sehen, welches Wohlbefinden sich jedes Mal danach einstellt. Auch dieses neue Element behalten Sie vier Wochen bei, zusätzlich zu Ihrer kleinen Ernährungsveränderung.

Nach weiteren vier Wochen überlegen Sie sich, wie Sie etwas mehr Bewegung in Ihre Alltagsroutine einfließen lassen. Am besten Bewegung im Grünen, an einer ruhigen Straße mit Bäumen oder in einem Park. 15 Minuten täglich genügen fürs Erste.

Auch dieses Element versuchen Sie überwiegend täglich als neue Gewohnheit zu etablieren, zusammen mit den beiden erstgenannten.

In den darauffolgenden vier Wochen machen Sie sich vielleicht einen Plan, wie Sie ein bisschen mehr Zeit für Ihr Essen einräumen können: vom Einkauf von frischem Obst und Gemüse bis zu der Zeit, die Sie während der Woche erübrigen können, um zwei- bis dreimal eine frische Mahlzeit zuzubereiten. Normalerweise reicht eine halbe Stunde alle zwei Tage aus, um sich ein leckeres, einfaches und bekömmliches Gericht zu zaubern.

Vielleicht führen Sie auch einmal in der Woche, am besten am Wochenende, ein neues Gericht ein, mit Zutaten, die Ihnen schmecken und die für Sie ein Genuss sind.

So entwickeln Sie immer mehr Bausteine, die sich am Ende wie bei einem Puzzle zum großen Ganzen zusammenfügen.

Ein selbstbestimmtes, gelassenes Leben ohne Druck und mit vielen neuen Dingen, die Sie genießen und die Ihnen Spaß machen.

Lassen Sie es langsam angehen. Eile mit Weile heißt es so schön. Es ist eine lange Reise zu einem gesunden und ausgewogenen Leben. Wir wollen keinen Kurztrip, kein kurzes Zwischenhoch, sondern ein genussvolles, langes Leben!

1. TEIL

BLUTHOCHDRUCK – DIE WICHTIGSTEN FAKTEN

Warum konsequente Blutdrucksenkung so wichtig ist

Erhöhten Blutdruck spürt man häufig nicht, man sieht ihn nicht, und er macht auch keine Schmerzen. Und genau das ist das Gefährliche und Dramatische daran.

Denn genau in dieser symptomlosen Zeit geschehen im Körper Veränderungen, die nur schwer wieder rückgängig gemacht werden können. Herzklappen verkalken, schließen nicht mehr vollständig oder öffnen sich nicht mehr komplett, das Herz wird durch verkalkte Gefäße weniger durchblutet, die Herzwände verdicken sich, und auch das Gehirn bekommt durch verkalkte Gefäße letztlich eine schlechtere Durchblutung und Sauerstoffversorgung. Es kommt zu Kurzatmigkeit beim Treppensteigen und zu Gedächtnis- und Konzentrationsstörungen, um nur einige Symptome zu nennen.

Das müsste alles nicht sein und ist relativ einfach vermeidbar. Eine konsequente Blutdruckeinstellung auf schulmedizinischer und naturheilkundlicher Basis ist der Schlüssel dazu.

Wenn man weiß, dass nur 50 Prozent aller Patienten nach einem Jahr medikamentöser Behandlung regelmäßig ihre Medikamente einnehmen, dann ist das medizinische Konzept für Sie, liebe Leser, bisher wohl nicht überzeugend. Bei der medikamentösen Therapie nimmt die Therapietreue mit der Zahl der Tabletten ab. Doch die Therapietreue bei Lebensstilveränderungen ist noch deutlich schlechter, weil sie eine größere Bereitschaft und einen stärkeren Willen, mehr zeitlichen und personellen Einsatz benötigen als die Einnahme von Tabletten.

Deshalb ist es unwahrscheinlich, dass man selbständig und ohne Unterstützung eines erfahrenen Therapeuten eine konsequente Lebensstiländerung umsetzen kann und schließlich auch noch die Verordnung von immer mehr Medikamenten akzeptiert.

Aus diesem Grund habe ich ein Konzept zusammengestellt, das einfach zu verstehen ist, in jeden Alltag unkompliziert integriert werden kann und sich bei meinen Patienten in der Praxis seit Langem bewährt hat.

Um Ihnen die Wichtigkeit und Dringlichkeit einer guten Blutdruckeinstellung noch einmal zu veranschaulichen, möchte ich Ihnen einige Zahlen nennen, die für sich sprechen und die Dramatik der Situation unterstreichen.

Zu Beginn des Jahres 2015 ist eine Studie erschienen, die uns wachrütteln sollte. Diese Studie relativiert sehr stark die häufig propagierte Harmlosigkeit von leicht erhöhtem Blutdruck. Forscher präsentierten im *British Medical Journal*, einer der weltweit angesehensten medizinischen Fachzeitschriften, Daten von fast 90 000 Patienten mit Bluthochdruck aus dem sog. Health Improvement Network des vereinigten Königreichs. Patientendaten zwischen 1986 und 2010 fanden Eingang, allerdings nur von solchen Patienten, die eine mindestens zehnjährige Nachbeobachtungszeit aufwiesen. Dieses Netzwerk von allgemeinmedizinischen Praxen wird von der englischen Krankenkasse finanziert, die Daten werden sorgfältig kontrolliert und ausgewertet.

Die Studienergebnisse lassen sich mit folgender Kernaussage zusammenfassen: Ein Ansteigenlassen des systolischen (oberen) Blutdrucks auf 150 mmHg ohne therapeutische Maßnahmen, das heißt ohne eine beginnende Therapie, führt zu einer signifikant erhöhten Wahrscheinlichkeit von Herzinfarkt, Schlaganfall und Todesfällen. Dieses Risiko erhöht sich ebenso signifikant, wenn man mit dem Beginn der Therapie mehr als sechs Wochen wartet bzw. wenn die erste Nachkontrolle nach Therapiebeginn später als zwölf Wochen nach Therapiebeginn stattfindet.

All dies spricht dafür, möglichst rasch mit einem geeigneten Therapieregime zu beginnen und, genauso wichtig, kurzfristige und engmaschige Kontrollen im weiteren Verlauf durchzuführen.

Sind Sie erst einmal anhaltend gut mit Ihrer für Sie geeigneten Therapie eingestellt, dann genügen größere Zeiträume, in denen der Blutdruck und die entsprechenden Organe überprüft werden. Trotzdem sollten auch nach Jahren die Blutdruckwerte in regelmäßigen Abständen sorgfältig gemessen und geprüft werden. Auch ein jährlicher Ultraschall des Herzens kann Ihnen und Ihrem Arzt genau zeigen, ob Sie gut eingestellt waren und ob sich eventuell vorhandene Veränderungen wie Verdickungen von Herzmuskelwänden vermindert oder sogar zurückgebildet haben.

Ein solch positives Ergebnis motiviert natürlich umso mehr, das Therapiekonzept beizubehalten und aus Überzeugung den eingeschlagenen Weg weiterzugehen.

Ähnliche Patientendaten wie in England wurden auch in Südkorea 2018 erfasst. Dabei wurden Patienten mit einem systolischen Blutdruck zwischen 140 und 160 mmHg und einem diastolischen (unteren) Blutdruck zwischen 90 und 99 mmHg registriert. Im Verlauf von fünf Jahren gelang bei 99 000 Patienten eine Einstellung auf im Mittel 131/80 mmHg. Ein gut eingestellter Blutdruck war mit signifikant niedrigeren Risiken für Schlaganfall, schwere chronische Nierenschwäche und Tod verbunden. Am niedrigsten war das durchschnittliche Risiko für einen Todesfall bei einem oberen Blutdruck von 120 bis 130 mmHg und einem unteren Blutdruck von 70 bis 80 mmHg.

Das sind klare Zahlen, die für sich sprechen und uns Ärzten und natürlich auch Ihnen, liebe Leser, eindeutig eine Richtung vorgeben.

Wie risikoreich auch erhöhte untere Blutdruckwerte sein können, zeigt eine Datenzusammenfassung von 21 Studien mit 5,5 Millionen Menschen. 28 000 Teilnehmer hatten die Diagnose abdominelles Aortenaneurysma erhalten, das heißt, sie hatten eine gefährliche Erweiterung der Bauchschlagader durch langjährig erhöhte Blutdruckwerte. Im Mittel erhöhte sich das Aneurysmarisiko (also das Risiko, eine gefährliche Ausdehnung der Bauchschlagader zu bekommen) um 28 Prozent pro Zunahme des unteren Blutdruckwertes um 10 mmHg. Wenn also der untere Blutdruckwert 90 statt 80 mmHg beträgt, erhöht sich das Risiko, dass sich die Bauchschlagader vergrößert, um knapp 30 Prozent, sprich um ein Drittel. In höheren Blutdruckbereichen fiel der Risikozuwachs sogar noch stärker aus.

Zehn Prozent der Menschen mit Bluthochdruck haben eine Erweiterung der Bauchschlagader, doch viele bemerken es nicht und wissen nichts davon. Mit einem Bauchultraschall lässt sich das leicht feststellen.

So erging es einem meiner Patienten, der langjährig mit Blutdruckmedikamenten behandelt wurde, aber niemals zur Kontrolle zum Arzt ging. Ich sah ihn zum ersten Mal, als er mit Oberbauchschmerzen zu mir in die Praxis kam. Ich machte einen Ultraschall der Aorta und sah, dass die Aorta schon deutlich erweitert war. Er hatte einen Riss in seiner Bauchschlagader und musste aufgrund dieser lebensgefährlichen Situation so schnell wie möglich operiert werden. Zum Glück wurde er rechtzeitig mit einem STENT, das heißt mit einer künstlichen Gefäßprothese, versorgt. Die Ärzte konnten mit einer schnell durchgeführten Operation sein Leben retten. Doch immer noch sterben viel zu viele Patienten an den Folgen dieser unbemerkt ablaufenden Komplikation des Bluthochdrucks.

Man weiß heutzutage, dass sich das Schlaganfallrisiko um 30 Prozent erhöht, wenn der obere Blutdruckwert nur um 10 mmHg ansteigt. Menschen mit erhöhtem Blutdruck haben ein vierfach erhöhtes Risiko, einen Schlaganfall zu erleiden.

Auch die Wahrscheinlichkeit des Auftretens einer Herzmuskelschwäche nimmt mit steigenden Werten rapide zu. In einer Studie mit 4578 Teilnehmern mit einer Behandlungsdauer von 25 Jahren zeigte sich ein signifikantes Beobachtungsergebnis. Die Wahrscheinlichkeit für eine Herzmuskelschwäche war bereits signifikant erhöht, wenn der Blutdruck nur bei einem Termin über 130 mmHg lag. Die Wahrscheinlichkeit, daran zu versterben, erreichte dann signifikante Werte, wenn die Teilnehmer im Durchschnitt Blutdruckwerte über 135 mmHg aufwiesen.

Ein solcher Wert wurde und wird zum Teil noch heute als hochnormal eingestuft, obwohl uns die Studien längst eines Besseren belehren! Der obere Blutdruck sollte durchgängig bei 115 bis 125 mmHg liegen, dann müssen Sie keine Komplikationen befürchten. Der untere Wert sollte immer zwischen 70 bis 80 mmHg liegen.

Wie Sie das schaffen, ob mit Medikamenten, mit Lebensstiländerung oder beidem in Kombination, spielt letztendlich keine Rolle. Wichtig ist nur, dass Sie es schaffen, und zwar möglichst schnell und anhaltend!

Leitlinien zur Bluthochdrucktherapie

Die europäischen Fachgesellschaften der Kardiologen (Herzspezialisten) und Hypertensiologen (Fachärzte für Bluthochdruck) haben 2023 ihre Leitlinien für die Diagnostik und Therapie des Bluthochdrucks aktualisiert. Den strengen US-Definitionen ist man dabei nicht gefolgt, doch es gibt jetzt niedrigere und besser differenzierte Behandlungsziele.

Therapeutisch angestrebt werden sollte nach den neuen Empfehlungen eine Drucksenkung mindestens unter 140/90 mmHg, bei guter Verträglichkeit jedoch auf 130 mmHg und tiefer. Für Menschen mit Bluthochdruck unter 65 Jahren bedeutet dies eine Senkung des systolischen Drucks bis auf 125 mmHg als Grenzwert. Für ältere Patienten ab 80 Jahren wird je nach Verträglichkeit ein Blutdruck von 130 bis 139 mmHg empfohlen. Der untere Blutdruckwert sollte bei maximal 80 mmHg liegen, aber nicht unter 70 mmHg.

In den europäischen Leitlinien von 2023 unterscheidet man somit einen optimalen Blutdruck (<120/80), einen normalen Blutdruck (120/80–129/84 mmHg) und einen hochnormalen Blutdruck (130/85-139/89 mmHg).

Neben den europäischen Richtlinien von 2023 haben die amerikanischen Kollegen mit ihrem Dachverband, der American Heart Association, eigene Richtlinien festgelegt, sogenannte American Guidelines for Hypertensiology, in denen noch strengere Blutdruckgrenzwerte gelten. Sie empfehlen eine Drucksenkung unter 130/80 mmHg bei *allen* Menschen mit Bluthochdruck, auch dann, wenn andere Krankheiten zusätzlich bestehen, das heißt, wenn z. B. gleichzeitig eine Zuckerkrankheit (Diabetes mellitus) vorliegt oder eine chronische Nierenschwäche (Niereninsuffizienz).

Dabei stützen sie sich auf die Ergebnisse einer großen Studie, der sogenannten SPRINT-Studie, die Ende 2016 veröffentlicht wurde. Dort zeigte sich, dass die im aktiven Behandlungsteil befindlichen Patienten, die im Übrigen alle 75 Jahre oder älter waren, einen durchschnittlichen Blutdruck von 120 mmHG systolisch erreichten, im Gegensatz zur anderen Behandlungsgruppe, die im Durchschnitt einen oberen Blutdruck von 136 mmHg aufwies. Was besonders auffiel: Die erste Behandlungsgruppe mit dem durchschnittlich niedrigeren Blutdruck hatte eine signifikant geringere Anzahl u. a. an Herzinfarkten, Schlaganfällen und chronischer Herzschwäche (Herzinsuffizienz). Weil man es ethisch nicht vertreten konnte, die zweite Gruppe schlechter zu behandeln, also ihren Blutdruck weniger zu senken und damit die Patienten einem erhöhten Risiko für Herz-Kreislauf-Komplikationen auszusetzen, wurde die Studie vorzeitig beendet. Patienten mit Diabetes waren in diese Studie nicht eingeschlossen.

Besonders erstaunlich war, dass Patienten mit einem gebrechlichen Allgemeinzustand noch stärker von der intensiveren Blutdrucksenkung profitierten als körperlich fittere Patienten. Damit wurde gezeigt, dass die intensivere Blutdrucksenkung bei älteren und gebrechlichen Menschen im Gegensatz zur landläufigen Meinung keineswegs mit einer schlechteren Prognose oder einer schlechteren Lebensqualität verbunden ist.

Interessanterweise war die Häufigkeit von Nebenwirkungen in beiden Gruppen nicht signifikant unterschiedlich. Eine intensivere Blutdrucksenkung wurde also genauso gut vertragen wie eine mildere Blutdrucksenkung in diesem Zeitraum. Durch die intensivere Behandlung traten nicht mehr unerwünschte Symptome auf als in der leichteren, weniger intensiv behandelten Gruppe.

Um diesen guten Zielwert in der intensiver behandelten Gruppe zu erreichen, wurden im Schnitt 2,8 Medikamente verabreicht, also zwei bis drei Medikamente, in der Standardgruppe wurden 1,8, also eins bis zwei Medikamente gegeben. Dabei wurden Medikamente aus folgenden Medikamentengruppen eingesetzt: sogenannte ACE-Hemmer (wie Ramipril) oder AT1-Blocker (wie Valsartan), Calciumantagonisten (wie Amlodipin) und wassertreibende Medikamente, sogenannte Diuretika (wie HCT oder Torasemid). Meist wurde eine Zweifachkombination verordnet, falls nötig, wurde auf eine Dreifachkombination erweitert. Vielleicht sagen Ihnen diese Namen etwas, weil Ihre Ärztin oder Ihr Arzt Ihnen auch schon ähnliche Medikamente verordnet hat.

Die amerikanischen Herzspezialisten sehen es aufgrund der oben genannten Zahlen als erwiesen an, dass gerade ältere Menschen ab 75 Jahren besonders von dem Blutdruckziel unter 130/90 mmHG profitieren. Denn gerade sie sind besonders gefährdet, akute Herz-Kreislauf-Ereignisse zu erleiden.

Auch die deutsche Hochdruckliga und ihre Vorsitzenden äußerten sich nach dieser großen Studie mit knapp 10 000 Patienten ganz klar. Prof. Dr. med. Martin Hausberg, der Vorsitzende der deutschen Hochdruckliga, sagt, dass ein Blutdruck von 120/80 mmHg optimal sei, 130/85 mmHg sei schon schlechter und 140/90 mmHg noch schlechter. Dies sei auch aus anderen epidemiologischen Studien schon länger bekannt. Seine Empfehlung ist, dass man aus so einer großen Studie mit signifikantem Endergebnis einen sehr hohen Empfehlungsgrad ableiten kann. Das heißt, dass man einen empfohlenen Zielblutdruck von 120/80 mmHg in die Leitlinien aufnehmen müsste.

Hausberg meint allerdings auch, in der Realität sei er damit zurückhaltend, da man die Versorgungsqualität im Auge behalten muss. Man könne die Ärzte nicht in Zugzwang setzen und sagen, 120/80 mmHg, das müsse das Ziel sein. Obwohl die Studie in seinen Augen nach rein wissenschaftlichen Kriterien ganz klar einen sehr hohen Empfehlungsgrad erfüllt.

Das bedeutet zum einen, dass die Richtlinien hier in Europa an die Realität in den Arztpraxen angepasst worden sind. Nicht einmal 50 Prozent der Patienten liegen unter 140/80 mmHg, wie sollten die Ärzte es dann schaffen, die Menschen mit Bluthochdruck auf ein noch niedrigeres Niveau einzustellen? Und würde man der Studie folgen, würde das bedeuten, dass Menschen mit einem oberen Blutdruck zwischen 130 und 140 mmHg, die heutzutage als »gesund« gelten, plötzlich krank gemacht würden.

Man hat sich also von den Erkenntnissen der Wissenschaft, deren Zahlen eindeutig für sich sprechen, abgewandt und großzügigere und etwas weichere Grenzen festgelegt. Wahrscheinlich sind uns die Amerikaner in diesem Punkt einen Schritt voraus. Sie setzen konkret in den Praxen um, was in der Forschung eindeutig festgestellt wurde.

Dazu passt auch folgendes Ergebnis. Ein Forscherteam aus den USA hat die SPRINT-Studie einer erneuten Auswertung unterzogen. Dabei wurde mithilfe eines mathematischen Modells abgeschätzt, wie viel Lebenszeit den Teilnehmern vom aktuellen Zeitpunkt an bleiben würde, wenn sie fortan die strengen (<120 mmHg) bzw. die weniger strengen (<140 mmHg) oberen Blutdruckwerte einhielten, und zwar abhängig vom Alter bei Studienbeginn. Den Berechnungen zufolge würden diejenigen am meisten profitieren, die schon mit 50 Jahren ihren Blutdruck auf das strenge Ziel bringen würden. Unter diesen Umständen – und wenn die Blutdruckkontrolle dauerhaft gelänge – verbliebe eine geschätzte Lebenszeit von gut 37 Jahren. Dagegen würde bei einem Blutdruckziel von lediglich <140/90 mmHg nur etwas mehr als 34 Jahre bleiben. Das bedeutet, der Unterschied ist signifikant und damit bedeutsam. Die besser eingestellten Patienten hätten den Vorteil einer längeren Lebenszeit von drei Jahren.

Es ist also sinnvoll, den Blutdruck frühzeitig zu senken und nicht zu viel Zeit verstreichen zu lassen, bis die Therapie greift und effektiv hilft. Es zeigt sich nämlich, dass sich bei Menschen mit Bluthochdruck das Risiko für eine Herz-Kreislauf-Erkrankung selbst mit einer Therapie nicht wieder völlig auf das Niveau von Menschen ohne Bluthochdruck reduzieren lässt. Es wird vermutet (CARDIA-Studie) dass für diesen Unterschied u. a. auch der Zeitraum eine Rolle spielt, bis das Behandlungsziel erreicht ist.

Die Schlussfolgerung für die Praxis lautet daher, dass eine möglichst frühzeitige Behandlung des Bluthochdrucks wichtig ist. Es sollten keine Monate oder Jahre vergehen, bis der Blutdruck konstant Werte zwischen 120 und 130 mmHg hat. Das ist verschenkte Zeit, ja, verschenkte Lebenszeit, und je früher Sie es anpacken und umsetzen, desto besser. Denn die Zeit, in der Sie erhöhte Werte haben, bleibt offenbar lange im Gedächtnis ihrer Blutgefäße haften, auch wenn Sie es nicht spüren und gar nicht unbedingt mitbekommen.

Der Grund, warum ich Ihnen diese Studien vorstelle, ist, dass ich Sie überzeugen möchte, dass eine Blutdrucksenkung auf die oben empfohlenen Blutdruckwerte unbedingt sinnvoll und erstrebenswert ist. Und dass die offiziellen Leitlinien in ihrer Aussage ganz klar sind. Nur anhaltend niedrige Blutdruckwerte können Sie auch lebenslang schützen, und das möchte ich Ihnen ganz grundlegend und detailliert vermitteln. Je mehr ein Mensch über seine Erkrankung und über deren Risiken weiß, umso überzeugter handelt er und umso mehr hält er sich langfristig an die Therapie. Weil er es selbst möchte und einen Sinn dahinter sieht. Den Sinn, sich und seinen Körper möglichst lange gesund zu halten und vernünftig und ohne erhöhte Risiken zu altern. Jeder möchte das, und mit dem nötigen Wissen und den entsprechenden validierten Informationen ist das auch überhaupt kein Problem und einfach zu erreichen.

Geben Sie sich nicht zufrieden, wenn jemand zu Ihnen sagt, er habe auch erhöhte Werte, sein Arzt habe aber gesagt, das passe, und bisher sei ihm nichts passiert.

Ein Beispiel: Einer meiner Patienten, der mir seine erhöhten Blutdruckwerte zeigte, meinte, das sei ja schon um vieles besser als früher. Jetzt habe er nur noch obere Werte zwischen 130 und 145 mmHg, früher seien die Werte immer deutlich höher gewesen. Also sei er eigentlich ganz zufrieden mit seinem Erfolg, und beim Kardiologen sei auch alles so weit in Ordnung gewesen. Im gleichen Atemzug erzählt er mir von seinem besten Freund, mit dem er seit Langem gemeinsam Sport mache. Dieser sei bei einer Radtour mit seiner Frau vor wenigen Tagen zusammengebrochen. Seine Frau sei vorausgefahren, und als sie zurückkehrte, sei er nicht mehr ansprechbar gewesen. Trotz einstündiger Reanimation konnte sein Leben nicht gerettet werden. Wie dramatisch, mit 56 Jahren vor den Augen der eigenen Frau zu versterben.

Seien Sie wachsam, nehmen Sie den Blutdruck nicht auf die leichte Schulter und verharmlosen Sie erhöhte Werte nicht. Wiegen Sie sich nicht in falscher Sicherheit. Der Preis, den Sie womöglich dafür bezahlen müssen, ist zu hoch. Ich kann Ihnen versichern, niedrige Blutdruckwerte erleichtern Ihr Leben, schenken Ihnen auf Dauer neue und bessere Lebensqualität und lassen Sie ruhig schlafen. Denn häufig ist der Bluthochdruck auch eine Ursache für Schlafstörungen, typischerweise in der zweiten Nachthälfte.

Jede Blutdrucksenkung um 10 mmHg bringt Sie ihrer Gesundheit näher. Und eine Blutdrucksenkung um 2 mmHg erniedrigt die Schlaganfall-Todesrate um zehn Prozent (Ergebnisse einer Metaanalyse von 123 Studien 2017)! Zudem wird die Wahrscheinlichkeit, an einer koronaren Herzerkrankung zu versterben, bei Menschen mittleren Alters um sieben Prozent erniedrigt.

Es lohnt sich also wirklich, baldmöglichst mit kleinen Schritten zu beginnen und mit langem Atem die Zielgerade vor Augen zu haben. Ein selbstbestimmtes und mobiles Leben im Alter ohne schwere Herzkrankheit – wie fühlt sich das an? Das ist nicht nur eine Vision, sondern wird Realität, wenn Sie sich auf diesen Weg begeben und Ihre Gesundheit und ein gesundheitsbewusstes Verhalten in den Fokus ihres Lebens stellen.

Gerade junge Männer mit Bluthochdruck sind häufig unterbehandelt, das heißt, sie haben über lange Zeiträume deutlich erhöhte Blutdruckwerte. Man hat nachgewiesen, dass bereits bei jungen Erwachsenen mit erhöhtem oberen Blutdruck Anzeichen für eine frühe Gehirnalterung vorliegen. Es kann also schon in jungen Jahren zu einer Beeinträchtigung der kognitiven Leistung (z. B. Gedächtnis, Konzentration) kommen. Und die Schäden vergrößern sich kontinuierlich mit der Zunahme des oberen Blutdrucks.

Dabei kann allein schon ein gesunder Lebensstil – d. h. nicht rauchen, ein Body-Mass-Index (BMI) von unter 30 kg/m^2, besser noch bis 25 kg/m^2, regelmäßige körperliche Aktivität und gesunde Ernährung – das Herz-Kreislauf-Risiko von Menschen mit einem hohen Risiko aufgrund einer genetischen Disposition um 46 Prozent senken! Auf diese allgemeinen Lebensstiländerungen werde ich noch sehr genau eingehen. Ich möchte Ihnen nur schon hier vorab vermitteln, dass Sie es überwiegend selbst in der Hand haben und dass Herz-Kreislauf-Erkrankungen kein auswegloses Schicksal sind, auch wenn sie in der Familie vorkommen. Sie können Ihren eigenen Weg gehen!

Und Sie müssen diesen Weg nicht alleine gehen, Sie werden geeignete Therapeuten und Ärzte finden, die Sie begleiten und Sie unterstützen und anleiten. Denn mit professioneller Unterstützung und im Team sind Sie stark. In den ersten Monaten muss man sich viel Zeit nehmen und sehr sorgfältig sein. Aber im Lauf der Zeit können Sie alles selbstverständlich in Ihren Alltag integrieren, und es läuft von selbst. Sie werden sehen!

Zu denken geben sollte uns schließlich auch die folgende Studie, die 2019 publiziert wurde, die sogenannte PAMELA-Studie. Sie zeigt auf, dass bei Menschen mit einem Blutdruck, der häufig über 120/80 mmHg liegt, das Risiko für eine Verdickung der Wand der linken Herzkammer signifikant erhöht ist. Das bedeutet, dass auch nur leicht erhöhte Blutdruckwerte über einen längeren Zeitraum bereits zu strukturellen Änderungen am Herzen führen. Das sollte uns nachdenklich stimmen und zum Umdenken bewegen.

Jetzt liegt es an uns, mit diesem Wissen zu arbeiten und es bestmöglich für unsere Gesundung und unsere nächsten Lebensjahre einzusetzen. Lassen Sie es uns angehen und handeln Sie aus innerster Überzeugung heraus für Ihre Gesundheit und Ihr Wohlergehen. Ich helfe Ihnen gerne dabei und vermittle Ihnen das dafür nötige Wissen und die nötigen Werkzeuge, damit Sie selbst den für Sie günstigsten Blutdruck erreichen und Ihr Risiko für Herzinfarkt und Schlaganfall so niedrig wie möglich halten.

Es ist möglich und es ist keine Zauberei. Je mehr Wissen Sie zur Verfügung haben, desto leichter wird es Ihnen fallen, die notwendigen Schritte einzuleiten und Ihr Boot in die richtige Richtung zu lenken. Ganze Kraft voraus! Seien Sie Ihr eigener Kapitän und sorgen Sie für einen Kurs in ruhigen Gewässern, dann wird Sie kein Sturm und kein Unwetter überraschen und zum Kentern bringen.

Bleiben Sie zuversichtlich. Wenn Sie vorher die Route gut verinnerlicht haben und ihr Ziel sicher im Auge behalten, finden Sie den richtigen Weg wieder, auch wenn Sie einmal vom Kurs abkommen sollten. Es ist möglich, glauben Sie fest daran und lassen Sie sich von niemandem davon abbringen!

Sie können selbst aktiv werden und Selbstmessungen vornehmen. Es ist nachgewiesen, dass die Blutdruckselbstmessung einen hohen Stellenwert hat, denn die Messung beim Arzt birgt oft die bekannten Probleme. Es gibt folgende Begriffe, die Sie vielleicht schon einmal gehört haben. Zum einen der sog. Weißkittelbluthochdruck, zum anderen der maskierte Bluthochdruck. »Weißkittelbluthochdruck« bedeutet, dass der Blutdruck steigt, sobald ein weißer Kittel gesehen wird. Wenn der Arzt den Blutdruck misst, kann das zu falsch erhöhten Werten durch die Aufregung in der Praxis führen. Der Begriff »maskierter Bluthochdruck« bedeutet, dass der Blutdruck beim Arzt sich niedriger darstellt als unter normalen Alltagsbedingungen zu Hause oder im Beruf.

Ich werde noch genauer auf die Selbstmessungen eingehen und auf das Schema, das ich bei mir in der Praxis bevorzuge und mit dem meine Patienten über viele Jahre sehr gute Erfahrungen gemacht haben.

Selbstmessungen in gewissen Abständen sind auf jeden Fall ein wichtiges Thema und erhöhen die Therapietreue bei Menschen mit Bluthochdruck, das hat man auch in wissenschaftlichen Studien nachweisen können (Mac Manus, Lancet 2018). Das bedeutet: Wenn die Menschen ihren Blutdruck zu Hause messen und auch dazu motiviert sind, ihre eigenen Werte zu kennen, erhöht dies die Wahrscheinlichkeit signifikant, dass sie die eingeleiteten Therapiemaßnahmen auch konsequent und lang anhaltend durchführen.

Wer also in größeren Abständen selbst seinen Blutdruck misst und an den Werten interessiert ist, der achtet auf einen entsprechenden entspannten Lebensstil und nimmt auch seine Medikamente zuverlässig und konsequent ein.

Zu diesem Thema kommen wir später noch genauer und differenzierter. Lassen Sie sich von mir überzeugen, der Weg lohnt sich! Kleine Veränderungen bringen großartige Resultate! Entscheidend ist der lange Atem und die Beständigkeit, mit der Sie vorgehen. Rom wurde auch nicht an einem Tag erbaut.

Bluthochdruck in Deutschland

In Deutschland liegt die Wahrscheinlichkeit, Bluthochdruck zu bekommen, in der erwachsenen Bevölkerung zwischen 30 und 40 Prozent und steigt bei älteren Patienten auf bis auf 80 Prozent, wobei vorwiegend die oberen Blutdruckwerte zu hoch sind. Zudem unterliegt das Vorkommen von Bluthochdruck signifikant regionalen Einflüssen. In den nordöstlichen Regionen Deutschlands besteht eine höhere Wahrscheinlichkeit für Bluthochdruck als in den südwestlichen Regionen.

Zu regionalen und ethnischen Unterschieden im Blutdruckniveau und der Häufigkeit des Bluthochdrucks mögen sowohl genetische als auch umweltassoziierte Faktoren beitragen. So belegen Migrationsanalysen, dass Umsiedlungen in ein eher städtisches Milieu mit einem merklichen Anstieg des Blutdrucks einhergehen. Weitere äußerst relevante und voneinander unabhängige Risikofaktoren sind das absolute Körpergewicht (im Sinne einer Adipositas, also eines Übergewichts) und die Zunahme von Körpergewicht überhaupt. Etwa 60 Prozent der Menschen mit Bluthochdruck weisen ein Körpergewicht von mehr als 20 Prozent des oberen Normwerts auf.

Ein weiterer wichtiger Zusammenhang besteht zwischen der Wahrscheinlichkeit, Bluthochdruck zu entwickeln, und dem durchschnittlichen Kochsalzkonsum (NaCl-Konsum). Insbesondere der altersassoziierte Blutdruckanstieg scheint durch die Aufnahme von Kochsalz verstärkt zu werden. Daneben verstärkt wohl auch eine verminderte Calcium- und Kaliumzufuhr die Häufigkeit des Bluthochdrucks.

Als zusätzliche Risikofaktoren sind ein inadäquat hoher Alkoholkonsum, psychosozialer Stress und unzureichende körperliche Aktivität zu nennen.

Studien belegen zudem die Bedeutung genetischer Faktoren. Ein hoher Blutdruck manifestiert sich vor dem 55. Lebensjahr 3,8-mal häufiger, wenn eine positive Familiengeschichte besteht. Obwohl für bestimmte, seltene Bluthochdruckformen mittlerweile bereits einige Gendefekte identifiziert werden konnten, lässt sich in den meisten Fällen kein krankheitsassoziiertes genetisches Muster feststellen. Es ist davon auszugehen, dass ein multifaktorieller Hintergrund mit verstärkter Aktivierung bestimmter blutdruckfördernder Gene im Zusammenhang mit entsprechenden Umweltfaktoren zum Bluthochdruck führt. Vermutlich werden genetische Analysen in der Zukunft helfen, das individuelle Risiko für die Manifestation einer Hypertonie vorherzusagen.

Diagnostik des Bluthochdrucks

Die erstmalige Diagnose eines Bluthochdrucks sollte Anlass für eine möglichst genaue und ausführliche Erhebung der Krankengeschichte seitens des Arztes sein. Ebenso sollte eine sorgfältige körperliche Untersuchung erfolgen, um das gesamte Herz-Kreislauf-Risiko des Patienten zu erfassen.

Die meisten Menschen mit Bluthochdruck zeigen zu Beginn der Erkrankung keine typischen Symptome. Beschwerden können über einen längeren Zeitraum fehlen. Typisch ist aber möglicherweise ein frühmorgendlich auftretender Kopfschmerz, besonders im Bereich des Hinterkopfes. Dieser bessert sich durch Höherstellen des Kopfendes. Es sollte in jedem Fall genau nach Schlafstörungen gefragt werden.

Weiterhin kann es unter anderem zu Schwindel, Herzklopfen, Kopfschmerzen, rascher Ermüdbarkeit, Ohrensausen und Nasenbluten kommen. Zudem wird häufiger über Atemnot bei Belastung berichtet.

Wichtig ist auch das genaue Erfragen der Medikamenteneinnahme. Unter regelmäßiger Schmerzmitteleinnahme mit Medikamenten wie beispielsweise Diclofenac oder Ibuprofen kann es zu ausgeprägten Blutdruckspitzen kommen. Auch Hormonpräparate wie z.B. die Pille und auch kortisonhaltige Medikamente können den Blutdruck dauerhaft erhöhen.

Eine Blutabnahme gibt Auskunft über die Funktion der Nieren, über hormonelle Veränderungen oder über weitere Herz-Kreislauf-Risiken wie erhöhte Blutfette oder die Zuckerkrankheit (Diabetes mellitus). Ebenso ist es wichtig, einige Mineralstoffe im Blut zu messen. Sie geben wesentliche Hinweise und können für die Therapie eine entscheidende Rolle spielen. Zu ihnen zählen unter anderem Kalium, Natrium, Magnesium und Calcium.

Der Blutdruck sollte immer zunächst an beiden Armen gemessen werden, ebenso wichtig ist das Abhören der Halsschlagader und das Abhören der Herztöne. Hier ergeben sich erste Hinweise auf Gefäßverkalkungen bzw. Verengungen und Veränderungen der Herzklappen.

Auch ein Test auf Eiweiß im Urin ist wichtig. Das ist mit dem bloßen Auge nicht sichtbar und gibt doch einen wichtigen Hinweis, wie weit fortgeschritten die Erkrankung schon ist und ob die Nieren auch schon betroffen sind.

Weitere Untersuchungen wären unter anderem der 24-Stunden-Sammelurin, um seltene hormonelle Ursachen für den Bluthochdruck auszuschließen. Ein Gefäßspezialist kann eine Verengung der Nierenarterien ausschließen mit einem speziellen Ultraschall der Nierenblutgefäße.

Zudem kann im Schlaflabor oder mit einem mobilen Set auch zu Hause eine Schlafstörung diagnostiziert werden, das sogenannte Schlafapnoe-Syndrom. Eine Atemregulationsstörung, von der Sie vielleicht schon einmal gehört haben. Diese Erkrankung tritt relativ häufig zusammen mit Bluthochdruck auf, und gerade bei einer schwereren Ausprägung des Bluthochdrucks sollte daran gedacht werden.

Eine Langzeitblutdruckmessung gibt Aufschluss über die Häufigkeit und Verteilung der erhöhten Blutdruckwerte über einen Tag und eine Nacht und auch über den Verlauf der Herzfrequenz.

Eine Untersuchung beim Herzspezialisten ist wichtig, um einen Herzultraschall durchzuführen und eventuell schon bestehende Veränderungen oder Schäden am Herzen rechtzeitig zu erkennen. Ebenso sollte ein Ultraschall der Halsgefäße und der Bauchschlagader durchgeführt werden. Diesen Untersuchungen kommt eine große Bedeutung zu, da in ihrem Verlauf einzelne Werte miteinander verglichen werden können, die einen Anhaltspunkt für eine effektive Therapie geben. Im besten Fall können sich bereits vorhandene Veränderungen auch wieder zurückbilden, das ist nicht ausgeschlossen. Es setzt aber eine sehr konsequente Therapie voraus.

Sinnvolle ärztliche Untersuchungen

Mehr als 90 Prozent der Patienten leiden unter einem sogenannten primären Bluthochdruck. Was bedeutet das? Zum einen spielen genetische Faktoren eine Rolle, zum andern Faktoren der Lebensgestaltung und des Lebenswandels. Wie im vorangegangenen Kapitel ausführlich beschrieben, wirken sich Übergewicht, regelmäßiger Alkoholkonsum, zu hohe Kochsalzaufnahme, wenig Bewegung, viel Stress und auch Schlafstörungen sehr ungünstig aus.

In fünf bis zehn Prozent der Fälle leiden Patienten hingegen unter einem sogenannten sekundären Bluthochdruck. Bei begründetem Verdacht auf diese seltene Form des Bluthochdrucks sollte eine gezielte Diagnostik vorgenommen werden. So sollte ein Gefäßultraschall der Nierenarterien erfolgen, um eine Verengung dieser Arterien auszuschließen. Diese Verengung kann nach einem gewissen Zeitraum zu Bluthochdruck führen. Daneben sollten Blut und Urinuntersuchungen stattfinden, die eine hormonelle Ursache des Bluthochdrucks ausschließen (z. B. Messung von bestimmten Hormonen wie Cortisol im Blut, Schilddrüsenhormon im Blut, Kalium im Blut).

Bei Schnarchen mit nächtlichen Atempausen sollte auch an das Schlafapnoe-Syndrom gedacht werden. Denn auch das kann einen Bluthochdruck begünstigen. Eine Untersuchung sollte mithilfe des Schlafapnoe-Screenings im Schlaflabor oder ambulant stattfinden.

In jedem Fall sollte eine begleitende Diagnostik auf weitere Herz-Kreislauf-Risiken stattfinden. Es werden Bluttests zum Ausschluss von Diabetes und Fettstoffwechselstörungen gemacht.

Neben der primären Diagnostik zu Beginn der Erkrankung werden im Krankheitsverlauf in bestimmten zeitlichen Abständen gezielte Untersuchungen durchgeführt, um Folgeschäden an verschiedenen Organen zu beurteilen. So wird einmal jährlich die Halsschlagader auf beiden Seiten mit dem Stethoskop abgehört und gegebenenfalls mit einem Gefäßultraschall untersucht. Dabei wird die Gefäßwanddicke beurteilt, und es werden mögliche Ablagerungen, sogenannte Plaques, festgestellt. Bei einer massiven Verengung der Halsschlagader muss das Gefäß eventuell aufgedehnt, also eine sogenannte Dilatation durchgeführt werden, oder es muss eine Gefäßprothese, ein sogenannter STENT, eingesetzt werden.

Bei dem Abhören des Herzens mit dem Stethoskop können Klappenveränderungen am Herzen erkannt werden. Mit einem Herzultraschall kann man den Schweregrad der Klappenveränderung beurteilen und genauer differenzieren, welche Art der Klappenerkrankung vorliegt. Dieser Herzultraschall sollte einmal jährlich durchgeführt werden, auch um das Ausmaß der Veränderung und Verdickung der Herzwände zu sehen. Bei einem sehr gut eingestellten Blutdruck bildet sich die Verdickung wieder zurück. Das kann sehr schön im Herzultraschall ausgemessen werden.

Daneben sollte regelmäßig ein EKG und auch ein Belastungs-EKG bzw. Stressecho erfolgen. Bei den letzten beiden Untersuchungen wird festgestellt, ob bei körperlicher Anstrengung eine ausreichende Durchblutung der Koronararterie vorliegt bzw. ob Engstellen vorhanden sind. Diese führen zu einer Minderdurchblutung des Herzens, die man im Belastungs-EKG aber besser noch im Stressecho feststellen kann. Ebenso können unter Belastung Herzrhythmusstörungen sichtbar werden, die gegebenenfalls behandlungsbedürftig sein können.

Ein Ultraschall der Bauchschlagader sollte bei jedem Patienten in größeren Abständen durchgeführt werden, um eine Aufdehnung der Aorta zu erkennen. So kann ein Bauchaortenaneurysma engmaschig kontrolliert werden und rechtzeitig eine operative Entlastung mithilfe eines STENTS erfolgen. Das Tückische an diesem Aneurysma ist, dass es über Jahre unbemerkt bleibt und dann sehr rasch einreißen kann. In diesem Fall besteht akute Lebensgefahr, es muss schnell gehandelt werden, und der Patient sollte unverzüglich an ein gefäßchirurgisches Zentrum gelangen.

Patientenbeispiel:
In meine Sprechstunde kam ein älterer Patient, der über Bauchschmerzen klagte. Die Schmerzen seien in der letzten Nacht schlimm gewesen, hätten aber jetzt wieder nachgelassen. Bei der körperlichen Untersuchung fiel ein Druckschmerz oberhalb des Nabels auf. Bei dem anschließend durchgeführten Ultraschall war der Bauchraum unauffällig bis auf eine deutliche Erweiterung der Bauschlagader auf fünf Zentimeter. Der gemessene Blutdruck lag bei 60 systolisch. Daraufhin wies ich ihn umgehend in die Gefäßchirurgie ein mit dem Verdacht auf eine gedeckte Perforation eines Aortenaneurysmas. Eine Stunde später lag er bereits auf dem Operationstisch und bekam einen STENT eingesetzt. Glücklicherweise überlebte der Patient und war anschließend unverändert körperlich belastbar.

Daneben sollten regelmäßige Kontrollen der Nierenwerte im Blut und Urin erfolgen, um eine Einschränkung von deren Funktionsfähigkeit rechtzeitig erkennen zu können.

Ganz wichtig ist auch ein Langzeit-EKG über 24 Stunden. Hier kann unter Umständen frühzeitig eine unbemerkte Rhythmusstörung, das sogenannte Vorhofflimmern, erkannt werden. Dieses tritt häufig vollkommen symptomlos auf und birgt ein großes Risiko in sich. Durch den unregelmäßigen Herzschlag kann es zur Bildung von Blutgerinnseln kommen. Kleine Blutgerinnsel wandern ins Gehirn und können dort zu Durchblutungsstörungen führen und schlimmstenfalls einen Schlaganfall auslösen. Es ist ganz wichtig, dies rechtzeitig zu erkennen, um gravierende Folgeschäden zu vermeiden.

Das Vorhofflimmern tritt relativ häufig auf, wenn die Blutdruckwerte über einen längeren Zeitraum über 140 mmHg liegen. Auch das Rezidiv (Wiederauftreten) eines Vorhofflimmerns kann günstig beeinflusst werden, wenn der Blutdruck kontinuierlich niedrig normal eingestellt ist.

Außerdem kann eine 24-Stunden-Langzeitblutdruckmessung Auskunft über den tageszeitlichen Verlauf und die gegebenenfalls fehlende Absenkung in der Nacht liefern.

Für mich in der Praxis sind aber die Blutdruckwerte entscheidend, die der Patient bei sich zu Hause misst. In der Einstellungsphase lasse ich die Werte engmaschiger dokumentieren. Und wenn der Patient stabil auf niedrig normale Werte eingestellt ist, genügt die einmal jährliche Dokumentation der Werte. Dabei bekommt jeder Patient einen von mir ausgearbeiteten Plan mit. Hier werden viermal täglich über vier Tage der systolische und diastolische Blutdruckwert eingetragen. Daneben wird der Puls dokumentiert. Mithilfe dieses Plans kann ich sehr genau feststellen, wie die Blutdruck- und Pulswerte am frühen Morgen oder am späten Abend aussehen.

Da der erste Wert frühmorgens an der Bettkante gemessen wird, wird schnell ersichtlich, ob die Blutdruckwerte am frühen Morgen bzw. in der zweiten Nachthälfte bereits wieder am Ansteigen sind. Das bedeutet, dass eine abendliche Medikation eines Blutdruckmedikaments notwendig ist bzw. dass die Dosis des abendlichen Blutdruckmedikamentes erhöht werden muss. Sind die Werte mittags zu hoch, wird die morgendliche Dosis erhöht. Bei erhöhten abendlichen Werten muss die Morgen- bzw. Mittagsdosis angepasst werden.

Nur bei mehrfach gemessenen Werten tagsüber und in den frühen Morgen- bzw. Abendstunden ist eine ausreichende Aussagekraft vorhanden. Wird der Blutdruck lediglich einmal täglich über mehrere Tage gemessen, ist die Aussagekraft hingegen sehr eingeschränkt und eine vernünftige Therapie nicht möglich.

Sehr häufig werden Blutdruckmedikamente nur morgens eingenommen. Da aber kein Blutdruckmedikament eine gleichbleibende Wirkung über 24 Stunden hat, ist der Patient häufig am Nachmittag, Abend und in der Nacht den schädigenden zu hohen Blutdruckwerten ausgesetzt. Deshalb ist es immens wichtig, über den Tag verteilt mehrere Werte in häuslicher Umgebung zu erfassen. Nur so kann eine exzellente Blutdruckeinstellung erfolgen und der Patient langfristig vor gefährlichen Komplikationen geschützt werden.

Die Mühe lohnt sich, über vier Tage den Blutdruck und Puls zu dokumentieren! Nur so können Sie sich langfristig sicher sein, dass sich Ihre Werte im niedrig normalen Bereich befinden. Das gibt Ihnen eine Ruhe und Sicherheit, die Sie sehr entspannt und gelassen macht. Das Thema Blutdruck spielt dann in Ihrem Leben keine so große Rolle mehr, Ihre Ängste lösen sich auf. Wenn Sie dann noch einmal jährlich Ihren kardiologischen Check machen lassen, haben Sie viel für Ihr Herz getan und können ganz beruhigt sein, dass Ihnen mit großer Sicherheit keine böse Überraschung droht.

Hier der Plan, den ich meinen Patienten regelmäßig aushändige:

	Montag	Dienstag	Mittwoch	Donnerstag
Beim Wachwerden, an der Bettkante				
10 Uhr				
14 Uhr				
19 Uhr				
22 Uhr				

Bei uns in der Praxis kommen wir mit diesem Plan seit vielen Jahren sehr gut zurecht, und häufig erhalten wir von Kardiologen oder Nephrologen das Feedback, das sie mit der Blutdruckeinstellung äußerst zufrieden sind. Umso beruhigender für die Patienten, diese Einschätzung auch von den Fachärzten rückgemeldet zu bekommen.

Gehen Sie es an! Messen auch Sie Ihre Werte mehrmals täglich zu vorgegeben Zeiten über vier Tage. Legen Sie dann Ihre Werte Ihrem Hausarzt oder Kardiologen vor. Es sollten maximal drei oder vier Werte bei 130 mmHg systolisch liegen, der Rest der Werte sollte niedriger sein. Dann wäre Ihr Blutdruck sehr gut eingestellt. Lassen Sie nicht locker, bis Sie überwiegend niedrig normale Werte dokumentieren können.

Auch Werte bis 110/70 mmHg sind kein Problem, wenn Sie keine Symptome entwickeln. Wenn Sie also sehr niedrige Blutdruckwerte haben und nichts davon spüren, ist das vollkommen in Ordnung. Niedrige Werte schützen Sie eher, erhöhte Werte schaden Ihnen. Also keine Angst vor niedrigen Werten. Ich habe auch betagte Patienten mit über 80 Jahren, die niedrige Werte nicht nur sehr gut tolerieren. Im Gegenteil, diese Patienten sind über viele Jahre sehr stabil. Sie benötigen keine Krankenhauseinweisung, und die Pumpleistung ihres Herzens bleibt über Jahre gut erhalten.

In den vielen Jahren der Blutdrucktherapie habe ich mit niedrig normalen Werten nur positive Erfahrungen gemacht und bin deshalb von dieser sorgfältigen und konsequenten Blutdrucksenkung absolut überzeugt. Auch Rhythmusstörungen treten deutlich seltener auf, wenn die Werte niedrig normal eingestellt sind. Es lohnt sich also, Zeit und Energie in die Messung Ihrer Werte zu investieren. Sie werden Ihr Leben lang davon profitieren, das verspreche ich Ihnen.

Bleiben Sie dran, dann können Sie ganz entspannt und gelassen die kommenden Jahre auf sich zukommen lassen. Auch im hohen

Alter droht Ihnen dann höchstwahrscheinlich nicht die Gefahr eines Herzinfarkts oder Schlaganfalls. Sorgen Sie jetzt vor, denn jetzt ist der richtige Zeitpunkt, um die Weichen für Ihre gesundheitliche Zukunft zu stellen. Sie haben es in der Hand. Sie können Ihr Leben beeinflussen und in die für Sie gewünschte Richtung lenken, mit einem gesunden Herz und gesunden Gefäßen.

Zusammenfassung

Sinnvolle Untersuchungen zu Beginn der Erkrankung zum Ausschluss einer sekundären Hypertonie:

1. Bestimmung von Blutwerten wie Natrium, Kalium, Schilddrüsenhormonwerte, BZ, HBA1C (Langzeitzucker), Triglyceride, Cholesterin, Kreatinin, Harnstoff
2. Urinuntersuchung auf Eiweiße
3. 24-h-Urin auf bestimmte Hormone (Metanephrine)
4. Duplexuntersuchung (Ultraschalluntersuchung) der Nierenarterien
5. Schlafapnoe-Abklärung im Schlaflabor
6. Sinnvolle Untersuchungen im Verlauf der Erkrankung:
7. Gefäßultraschall der beiden Halsschlagadern, einmal jährlich
8. Herzultraschall, einmal jährlich
9. Ultraschall der Bauchschlagader und der Nieren, einmal jährlich
10. individuell: regelmäßige Durchführung von Belastungs-EKG bzw. Stressecho, 24-h-EKG, 24-h-Blutdruckmessung
11. halbjährliche bzw. jährliche häusliche Selbstmessung der Blutdruckwerte über vier Tage
12. halbjährliche Kontrolle der Leber- und Nierenwerte und des Blutbildes unter einer medikamentösen Therapie

Jede Zeit, die Sie für Vorsorge aufwenden, auch wenn es Ihnen subjektiv gut geht, lohnt sich.

Die Blutdruckerkrankung ist eine schmerzlose Erkrankung und macht sich in vielen Fällen nicht bemerkbar, auch wenn häufig sehr hohe Blutdruckwerte vorhanden sind. Gerade das macht sie so heimtückisch und gefährlich. Und genau aus diesem Grund ist es sinnvoll, selbst einen Überblick zu haben, wann man das letzte Mal bei der Blutentnahme war und wann zuletzt Ultraschalluntersuchungen vorgenommen wurden. Deshalb ist es sehr hilfreich, sich speziell einen Kalender anzulegen, in dem diese Termine aufgeschrieben und zukünftige Kontrolltermine in sinnvollen Intervallen bereits vorgemerkt werden. So sind Sie selbst in der Verantwortung und können Ihren Krankheitsverlauf günstig beeinflussen. Ein aufgeklärter Patient wird immer einen günstigeren Verlauf seiner Erkrankung haben als ein passiver Patient, der auf die Initiative eines Arztes wartet. Nehmen Sie es aktiv in die Hand, interessieren Sie sich für Ihre Werte, legen Sie sich die Kopien zu Hause ab. Fragen Sie immer nach, wenn Sie etwas nicht verstehen. Sie sollten möglichst oft die Praxis eines Arztes mit einem beruhigten Gefühl verlassen. Sie sollten sich verstanden fühlen und gut aufgehoben. Das sind die besten Voraussetzungen für eine optimale Behandlung und einem komplikationslosen Verlauf ihrer Erkrankung.

Wie Bluthochdruck entsteht und wie er sich entwickelt

Um die Mechanismen der Entstehung bzw. der Behandlung der Hypertonie verstehen zu können, ist die Kenntnis der blutdruckregulierenden Faktoren unerlässlich. Die beiden entscheidenden Faktoren der Blutdruckhöhe sind das Herzminutenvolumen und der totale periphere Gefäßwiderstand.

Das Herzminutenvolumen ergibt sich aus dem Schlagvolumen und der Häufigkeit, mit der dieses pro Minute vom Herzen ausgeworfen wird (Herzfrequenz). Das Schlagvolumen wiederum hängt wesentlich von der Kraft der beiden Herzkammern und der Herzfüllung ab. Der totale periphere Gefäßwiderstand wird durch Änderungen im Durchmesser kleiner Arterien bedingt.

Langfristig ist die Größe des in den Blutgefäßen zirkulierenden Flüssigkeitsvolumens die entscheidende Determinante (also der entscheidende Faktor) der Blutdruckhöhe. Anstiege des extrazellulären Gesamtflüssigkeitsvolumens (damit ist das Blutvolumen gemeint, das in den Blutgefäßen im Körper fließt) führen zu einem Anstieg des mittleren arteriellen Blutdrucks. Natrium ist das dominierende extrazelluläre Blutsalz und aufgrund seiner osmotischen Aktivität auch von wesentlicher Bedeutung für die Menge des extrazellulären Flüssigkeitsvolumens.

Wenn die tägliche Natriumzufuhr die Nierenkapazität zur Ausfuhr übersteigt, kommt es zunächst zu einer Vermehrung des extrazellulären Volumens mit kompensatorischer Steigerung der Herzleistung.

In einigen Organen (zum Beispiel im Gehirn und in den Nieren) wird die Durchblutung trotz situativer Schwankungen des arteriellen Blutdrucks über autoregulative Mechanismen konstant gehalten. Dies bedeutet, dass bei einem ansteigenden Blutdruck eine Zunahme des totalen peripheren Widerstandes erfolgt. Bleibt dieser Zustand über längere Zeit bestehen, entwickelt sich eine sogenannte »fixierte« periphere Widerstandserhöhung bei gleichzeitig wieder abfallendem Herzminutenvolumen.

In vielen Fällen ist die Anhäufung (Akkumulation) von Natriumchlorid (Kochsalz) im Organismus ein wesentlicher Faktor bei der Hypertonieentstehung (kochsalzabhängige Hypertonie). Häufig ist eine solche Akkumulation auf eine verstärkte Zufuhr von Natriumchlorid, also Kochsalz, oder eine reduzierte

Ausscheidung über die Nieren infolge von Nierenerkrankungen zurückzuführen. Zudem spielt eine verstärkte Produktion von natrium- und somit wasserbindenden Hormonen (Mineralokortikoiden) eine Rolle.

Neben dem Flüssigkeitsvolumen in den Blutgefäßen kommt dem Gefäßradius und der Gefäßelastizität eine entscheidende Rolle zu. Dementsprechend gehen bereits diskrete Abnahmen des Radius mit relativ deutlichen Zunahmen des Widerstands einher.

Patienten mit arterieller Hypertonie weisen häufig funktionelle und strukturelle Veränderungen an kleinen Arterien auf, die zu einer anhaltenden Verminderung des Gefäßdurchmessers führen. Entzündungsprozesse in der Gefäßwand und Verdickung der Gefäßwände tragen zu einer zunehmenden Versteifung und Abnahme der Elastizität der Gefäßwände bei. Diese arterielle »Steifheit« (stiffness) ist Zeichen der beginnenden Arteriosklerose und ein unabhängiger Risikofaktor für Herz-Kreislauf-Erkrankungen.

Daneben sind noch andere Systeme an der Bluthochdruckentstehung beteiligt. Auch diese spielen eine tragende Rolle. Es handelt sich dabei unter anderem um das Renin-Angiotensin-Aldosteron-System. Dieses ist sehr bedeutsam in Hinblick auf medikamentöse Therapien, die die Ausschüttung von bestimmten Hormonen und Trägersubstanzen unterbrechen können.

So gibt es Medikamente, die genau an diesem Punkt ansetzen. Die sogenannten ACE-Hemmer (Angiotensin-Converting-Enzyme-Hemmer) wie z.B. Ramipril, Enalapril, Captopril unterbrechen die Ausschüttung oben genannter Substanzen und verhindern dadurch ein Ansteigen des Blutdrucks. Die Sartane oder sogenannten AT-1-Antagonisten (Angiotensin-1-Gegenspieler) wie Valsartan, Candesartan oder Losartan wirken als spezifische Hemmstoffe am Subtyp 1 des Angiotensin-II-Rezeptors.

Zusammenfassung der Hauptmechanismen, die zur Entstehung der Hypertonie beitragen

1. Anstieg des extrazellulären Gesamtflüssigkeitsvolumens durch erhöhte Natriumchloridzufuhr (erhöhte Kochsalzzufuhr)
2. Verminderung des Blutgefäßdurchmessers durch chronische Entzündungsprozesse
3. Veränderungen im hormonellen System wie z. B. im Renin-Angiotensin-Aldosteronmechanismus

Begünstigende Faktoren des Lebensstils

1. Erhöhter Kochsalzkonsum
2. Regelmäßiger Alkoholkonsum
3. Stress
4. Schlafstörungen
5. Nikotinkonsum
6. Niedrige Kalium- und Magnesiumaufnahme mit der Ernährung
7. Mangelnde Bewegung im Alltag

Alle diese Faktoren können, zusammen mit einer genetischen Veranlagung, zum Entstehen einer Bluthochdruckerkrankung beitragen. Die gute Nachricht lautet: Sie sind Ihrem Schicksal nicht hilflos ausgeliefert, Sie haben die Möglichkeit, in Ihrem Leben die Weichen zu verändern. Wenn Sie das erkannt haben, dann informieren Sie sich, lassen Sie sich überzeugen und motivieren und gehen Sie es an! Sie haben es in der Hand, einen niedrig normalen Blutdruck zu erreichen auf lange Sicht. Holen Sie sich professionelle Unterstützung und seien Sie nicht zufrieden, wenn jemand

Sie nicht ernst nimmt oder abwiegelt. Es gibt genügend Leute, die immer noch glauben, ein Blutdruck von 140/90 mmHg sei wunderbar und es werde schon nichts passieren. Doch Sie selbst und nicht die anderen müssen mit den Folgen des Bluthochdrucks vielleicht über viele Jahre leben. Sie haben die Einschränkungen, nicht die anderen. Dessen sollten Sie sich immer bewusst sein. Tun Sie Ihrem Bauchgefühl nach das Richtige und lassen Sie nicht locker. Auch wenn Sie mit Ihrem Wissen und Ihrer Überzeugung vielleicht nicht die Mehrheit hinter sich haben. Suchen Sie sich Gleichgesinnte und vor allem einen Arzt, der Sie auf Ihrem Weg begleitet, der Sie ernst nimmt, der sich Zeit nimmt und die Blutdruckwerte einzeln mit Ihnen durchgeht. Er kontrolliert nicht nur Ihre Werte und Ihre Medikamente. Er nimmt sich auch die Zeit, um auf Lebensstiländerungen einzugehen, die in Ihrem persönlichen Leben machbar sind. Er gibt Ihnen Zuversicht und baut Sie auf, auch wenn es einmal Rückschritte gibt. Suchen Sie sich einen Arzt, der Ihnen diese positive Energie schenkt und auch kompetent in der modernen Blutdruckbehandlung ist. Er kann Ihnen auch eine Ernährungsberaterin nennen, die nach der DASH-Ernährungsform arbeitet. Und er kann einen Mental- oder Entspannungscoach empfehlen, mit dem Sie moderne Formen der Meditation, Atmung und Entspannung in Ihr Leben integrieren können.

Körperliche Veränderungen durch Bluthochdruck

Der Bluthochdruck kann bei vielen Menschen über Jahre unbemerkt ablaufen. Deshalb misst man ihm zunächst auch oft keine große Bedeutung zu. Doch genau das ist absolut heimtückisch. Nach Jahren, in denen der Bluthochdruck unbemerkt ausgedehnte Gefäßschäden bewirkt, kommt es häufig zu einem plötzlichen Ereignis. Das kann im schlimmsten Fall ein Herzinfarkt oder ein

Schlaganfall sein. Klassischerweise der plötzliche Zusammenbruch beim Wandern oder auf dem Tennisplatz.

Patientenbeispiel:
Ein Patient mit Anfang 60 erzählte mir, man habe zu viert eine Radtour am Wochenende unternommen. Dabei sei sein Freund zurückgeblieben, woraufhin dessen Frau nach dem Rechten geschaut habe. Der Freund habe noch gesagt, ihm sei etwas schwindlig und schlecht, er müsse sich nur kurz ausruhen. Daraufhin wurde er bewusstlos und sackte zusammen. Der sofort herbeigerufene Notarzt konnte nur noch seinen Tod feststellen. Es war ein sehr großer Schock für meinen Patienten und dessen befreundete Familie. Vorbekannt war nur ein hoher Blutdruck mit immer wieder deutlich erhöhten Werten.

Um den Mechanismus zu verstehen, an welchen Organen der Bluthochdruck oft unbemerkt dramatische Veränderungen auslösen kann, werden im Folgenden die pathologischen Veränderungen durch die Hypertonie im Einzelnen erklärt.

Chronische Herzerkrankung durch Bluthochdruck

Die arterielle Hypertonie ist ein unabhängiger Risikofaktor für die Entwicklung und Progredienz (Fortschreiten) der Arteriosklerose. Diese manifestiert sich unter anderem als koronare Herzkrankheit, als Schlaganfall, chronische Herzinsuffizienz, chronische Niereninsuffizienz und periphere arterielle Verschlusskrankheit. Auch das Aortenaneurysma ist eine Folge der Arteriosklerose durch Hypertonie. Verkalkungen der Herzklappen (unter anderem Aortensklerose oder Artenstenose) bzw. mangelnder Verschluss der Herzklappen, sogenannte Insuffizienz, zum Beispiel Aortenklappeninsuffizienz oder Mitralklappeninsuffizienz, können aus jahrelang zu hohen Blutdruckwerten resultieren.

Patienten mit Bluthochdruck sterben am häufigsten an Komplikationen der Herzschädigung. Es kommt zu Verengungen der großen und kleinen Koronararterien. Eine Folge ist die koronare Herzerkrankung mit der Gefahr eines akuten Herzinfarkts.

Bei der sogenannten hypertensiven Herzerkrankung (chronische Herzerkrankung durch Bluthochdruck) sind häufig die kleinen Blutgefäße im Herzmuskelgewebe diffus betroffen. Das bedeutet, dass eine Herzkatheteruntersuchung (Koronarangiografie) unauffällig sein kann, weil die großen versorgenden Koronararterien nicht betroffen sind und eine ausreichende Durchblutung aufweisen. In der Herzkatheteruntersuchung können eben nur die großen Blutgefäße dargestellt werden und die kleinen Blutgefäße, die in diesem Fall verändert sind, sind nicht sichtbar. Trotzdem können die Brustschmerzen vom Charakter her sehr den Brustschmerzen ähneln, die einem Herzinfarkt vorausgehen (klassische Angina pectoris). Die hypertensive Herzerkrankung führt zu einem erhöhten Risiko einer chronischen Herzinsuffizienz, also einer chronischen Herzschwäche, mit der Gefahr von Wassereinlagerung im Körper, vor allem in der Lunge und auch in den Beinen. Daneben besteht für die Patienten ein deutlich erhöhtes Risiko für verschiedene Herzrhythmusstörungen. Am bekanntesten und häufigsten ist hier die sogenannte absolute Arrhythmie bei Vorhofflimmern.

Dieses Vorhofflimmern beinhaltet wiederum unter anderem ein erhöhtes Schlaganfallrisiko mit der Gefahr u. a. von Halbseitenlähmungen und Sprach- und Schluckstörungen. Auch der plötzliche Herztod aufgrund von plötzlich auftretenden bedrohlichen Herzrhythmusstörungen wie ventrikuläre Tachykardien ist um ein vieles wahrscheinlicher.

Das Positive ist jedoch, dass man durch eine konsequente und exakte Blutdruckkontrolle eine Rückbildung der verdickten

Wände im Bereich des Vorhofs bzw. der linken Herzkammer erreichen kann. Damit lässt sich zugleich das Herz-Kreislauf-Risiko vermindern. All dies kann man durch regelmäßige Ultraschallkontrollen des Herzens genau ausmessen und kontrollieren.

Veränderungen des Gehirns

Bluthochdruck ist ein entscheidender Risikofaktor für einen Schlaganfall. In 85 Prozent der Fälle kommt es dabei zu einer Durchblutungsstörung im Gehirn, was bedeutet, dass ein Gefäß verschlossen ist, weswegen ein Areal des Gehirns nicht mehr ausreichend durchblutet und somit mit Sauerstoff versorgt ist. Dieser Verschluss kann durch eine unmittelbare Verengung eines Gefäßes im Gehirn verursacht sein oder durch einen embolischen Verschluss. Das heißt, dass ein Blutgerinnsel, häufig durch eine Rhythmusstörung wie Vorhofflimmern ausgelöst, durch den Körper ins Gehirn wandert und dort zu einem Gefäßverschluss führt. In 25 Prozent der Fälle kommt es zu einer Gehirnblutung mit anschließendem Schlaganfall.

Das Schlaganfallrisiko steigt kontinuierlich mit zunehmender Hypertonie. Das gilt besonders für den systolischen Blutdruck bei über 65 Jahre alten Menschen. Antihypertensive Therapiemaßnahmen reduzieren die Wahrscheinlichkeit des Schlaganfalls, der durch einen Verschluss entsteht, aber auch des Schlaganfalls, der durch eine Blutung entsteht.

Der arterielle Bluthochdruck kann zudem eine häufige Ursache für kognitive Funktionseinschränkungen sein. Longitudinale Studien (Längsschnittstudien) zeigen einen Zusammenhang zwischen Bluthochdruck im mittleren Lebensalter und kognitiven Einbußen im höheren Lebensalter. Diese Abnahme des intellektuellen Leistungsvermögens kann einerseits auf einer ausgeprägten

Minderdurchblutung in einem größeren und wichtigeren Gefäß beruhen, andererseits durch multiple kleine Infarkte in der sogenannten »weißen Substanz« des Gehirns ausgelöst sein.

Eine adäquate antihypertensive Therapie geht glücklicherweise wieder mit einer Verbesserung des kognitiven Leistungsvermögens einher.

Chronische Nierenerkrankung durch Bluthochdruck

Der Bluthochdruck ist ein Risikofaktor für Nierenerkrankungen einschließlich der chronischen Nierenschwäche (chronische Niereninsuffizienz) bis hin zur Dialysepflichtigkeit. Das erhöhte Risiko nimmt mit progredientem, also fortschreitendem Blutdruckanstieg kontinuierlich zu. Dabei besteht eine deutlichere Verbindung zum systolischen als zum diastolischen Blutdruck.

Klinische Marker, die eine frühzeitige Erkennung des blutdruckbedingten Nierenschadens erlauben, sind der Nachweis von Eiweiß im Urintest, sogenannte Mikroalbuminurie. Das bedeutet, dass ein bestimmtes Eiweiß, nämlich Albumin, in einer bestimmten Konzentration im Urintest nachweisbar ist. Wenn der Test positiv ist, besteht ein erhöhtes Risiko für ein Fortschreiten der Nierenschädigung bzw. für Herz-Kreislauf-Erkrankungen generell.

Schädigung an Blutgefäßen (Arterien)

Blutgefäße an den Beinen (Beinarterien) sind typische Manifestationsorte der Spätfolgen von arteriellem Bluthochdruck. Häufig sind Patienten, die darunter leiden, unter normalen Belastungsbedingungen ohne Symptome, dagegen kommt es bei längerem

Gehen zu einschießenden, massiven Schmerzen in den Beinen. Diese hören wieder auf, sobald der Patient einige Minuten stehen bleibt. Die sogenannte Schaufensterkrankheit, die auch bei Rauchern häufig vorkommt.

Zusammenfassung

Strukturelle Herzveränderungen als Folge des Bluthochdrucks:

1. Koronare Herzerkrankung mit Angina pectoris (Brustschmerzen bei körperlicher oder emotioneller Belastung) und Herzinfarkt
2. Hypertensive Herzerkrankung mit Angina-pectoris-ähnlichen Beschwerden, aber ohne sichtbare Koronarverengung im Herzkatheter. Diffuser Befall der kleinen Blutgefäße am Herzen
3. Herzklappenverkalkung oder mangelnder Schluss der Herzklappen
4. Häufigste Rhythmusstörung: absolute Arrhythmie bei Vorhofflimmern
5. Plötzlicher Herztod durch schwergradige Herzrhythmusstörung
6. Chronische Herzschwäche mit pulmonaler Stauung (Wasser in der Lunge) und Beinödemen
7. Plötzlicher Bewusstseinsverlust durch innere Verblutung bei einem Bauchaortenaneurysma
8. Verkalkung und Verengung der Halsschlagadern
9. TIA (transitorisch-ischämische Attacke), Vorbote des Schlaganfalls mit Schwindel und kurzzeitiger Bewusstseinsstörung
10. Schlaganfall mit Sprechstörung, Halbseitenlähmung und eventueller Gesichtsnervenlähmung (Facialisparese)

11. Einschränkung der Nierenfunktion mit eingeschränkter Filtrationskapazität
12. Vaskuläre Demenz (Arteriosklerose der Gehirngefäße durch Bluthochdruck)

Wenn Sie sich anschauen, welche massiven Veränderungen in Ihrem Körper als Folge des Bluthochdrucks passieren können, dann lohnt es sich umso mehr, eine niedrig normale Blutdruckeinstellung anzustreben. Egal, in welchem Stadium der Erkrankung Sie sich befinden, ob ganz am Anfang oder schon mit einem jahrelangen Verlauf, Sie können versuchen, den Schalter umzulegen. Sie haben jederzeit die Möglichkeit, bereits vorhandene Gefäßveränderungen günstig zu beeinflussen. Es kann teilweise zu einer Rückbildung Ihrer Gefäßveränderungen kommen, in seltenen Fällen bei konsequenter Umstellung des gesamten Lebensstils sogar zu einer Abheilung in gewissen Bereichen.

Doch bleiben Sie realistisch. Was ist für Sie mit Ihrem Lebenssetting und Ihren Lebensumständen an Veränderung möglich? Jeder von uns hat gewisse Pflichten, die er erfüllen muss, und oft ist ein großer Zeitdruck vorhanden. In diesem Rahmen sind vielleicht nur kleine Veränderungen möglich, aber auch diese sind sinnvoll und lohnen sich! Holen Sie sich einen Profi an Ihre Seite, einen Arzt Ihres Vertrauens und eine Ernährungsberaterin, die Sie unterstützen und bei Krisen wieder auffangen. Denn es ist normal, dass es auf Ihrem neuen Weg Auf- und Abwärtsbewegungen gibt sowie auch jeder Lebenslauf diese Schwankungen aufweist.

Entscheidend ist der lange Atem, wichtig ist, dass Sie das große Ziel vor Augen haben, das Ihnen immer wieder die Richtschnur vorgibt. Bluthochdruck ist eine chronische Erkrankung, die ein Leben lang begleitet werden will. Aber sicher ist es sinnvoller, zweimal im Jahr einen Check-up Ihres Blutdrucks zu machen und einmal im Jahr zu Ihrem Kardiologen zu gehen und insgesamt eine entspannte

Zeit zu haben, als durch wiederholte Notfallsituationen mit entgleisten Blutdruckwerten oder kardiologischen Beschwerden rasch ärztliche Unterstützung zu benötigen. Diesen Stress und diese Aufregung können Sie sich sparen und Ihre Energie stattdessen in entspannende und gesunde Freizeitaktivitäten stecken.

Ich sehe oft, dass Patienten, die über die Jahre sehr gut eingestellt sind, von sich aus in regelmäßigen Abständen mit ihren Blutdruckwerten zu mir kommen. Der Blutdruck spielt in ihrem Leben keine zentrale Rolle mehr. Sie haben die Therapie verinnerlicht und einen gesunden Lebensstil gefunden. Der Blutdruck ist für sie nicht mehr bedrohlich und furchterregend. Sie gehen gelassen zu ihren Vorsorgeuntersuchungen und freuen sich, wenn die Untersuchungsbefunde positive Ergebnisse aufweisen und uns in unserer Therapie bestätigen.

Es gibt nichts Schöneres als einen entspannten Patienten, der mir freudestrahlend seine Blutdruckwerte zeigt. Er ist zufrieden, und ich bin es auch. Und der Patient geht mit dem sicheren Gefühl nach Hause, dass er sich bezüglich einer schweren Herzerkrankung oder eines überraschenden Schlaganfalls keine Sorgen machen muss. Genauso muss es sein, Bluthochdruck muss nicht mehr zu Herzschwäche und Herzinfarkt und Bypassoperationen führen. Das ist heutzutage alles vermeidbar! Wenn die Weichen frühzeitig gestellt werden und Risikofaktoren wie Bluthochdruck konsequent in den niedrig normalen Bereich gebracht werden und Vorsorgeuntersuchungen regelmäßig wahrgenommen werden.

Bluthochdruck und Demenz

Der Zusammenhang zwischen chronischem Bluthochdruck und einer Schädigung des Gehirns ist seit Längerem bekannt. Ein gut eingestellter Blutdruck auf normal niedrige Werte kann das Risiko für vaskuläre, also arteriosklerotisch bedingte Demenz um zwölf Prozent und für die Alzheimer-Demenz um 16 Prozent senken. Da es bisher keine langfristig erfolgreichen Therapien für diese Demenzformen gibt, sehen Experten der deutschen Gesellschaft für Neurologie hier eine gute Vorsichtsmaßnahme für Menschen mit dauerhaft erhöhtem Blutdruck.

Angesichts der alternden Bevölkerung und einer oft schlecht kontrollierten Hypertonie fordern Experten, dass Strategien zur Blutdruckoptimierung Priorität haben sollten, um die Häufigkeit der auftretenden Demenz zu reduzieren. Zudem hat sich in Studien gezeigt, dass die adäquate Behandlung von Bluthochdruck für den Erhalt der kognitiven Fähigkeiten von Nutzen ist. Patienten mit einem systolischen Blutdruckwert von unter 120 statt unter 140 mmHg entwickelten seltener eine leichte kognitive Einschränkung. Der Unterschied war signifikant. Auch die WHO empfiehlt als eine äußerst wirksame Maßnahme zum Schutz vor kognitivem Abbau und Demenz die Blutdrucksenkung auf normal niedrige Werte.

Die vaskuläre Demenz, also die Demenz, die durch Bluthochdruck verursacht wird, ist die zweithäufigste Demenzform nach der Alzheimer-Demenz. Vaskulär bedeutet, dass die Blutgefäße betroffen sind. Genau wie am Herz, in den Nieren, in der Bauchschlagader kommt es auch im Gehirn aufgrund von Entzündungsprozessen und Verengungen der Gefäßdurchmesser zu einer verminderten Durchblutung.

Sehr häufig bestehen auch Mischformern von Alzheimer-Demenz und vaskulärer Demenz. Neben den Beta-Amyloidablagerungen sind dann in der Kernspintomografie auch mikroangiopathische Veränderungen, vaskuläre Läsionen sowie eine globale Atrophie bzw. Hippocampusatrophie zu sehen. Das bedeutet, dass sich das Volumen in bestimmten Hirnregionen bei Demenz verändert.

Wenn Patienten Alltagsbegriffe auf Abfrage nach einer gewissen Zeit nicht mehr nennen können, liegt wahrscheinlich eine milde kognitive Beeinträchtigung vor. Betroffene profitieren dann unter anderem von einer Senkung der Aminosäure Homocystein. Erhöhte Blutwerte von Homocystein können die Blutgefäße im Gehirn schädigen. Durch die kombinierte Gabe von Vitamin B6, B12 und Folsäure kann Homocystein gut gesenkt werden (z. B. Medyn forte).

Studien zufolge kann man bei Homocysteinwerten von über 13 micromol/l die Hirnatrophierate (Verkleinerung des Gehirns) unter kombinierter Vitamin-B-Gabe um 53 Prozent senken.

Die Senkung des Homocysteins bei neurologischen Erkrankungen ist aufgrund unterschiedlicher Prozesse von größter Bedeutung. So hat Homocystein einen zytotoxischen Effekt, es schädigt also Zellen und Gewebe. Erschwerend kommt der mangelnde Aufbau zu Glutathion dazu. Glutathion spielt eine wichtige Rolle im Zellstoffwechsel. So haben die Mitochondrien in den Zellen zu wenig Energie, wenn Glutathion fehlt. Ausreichend Energie in den Neuronen ist aber entscheidend für unsere Denkleistung.

Wenn ein Patient eine milde kognitive Beeinträchtigung entwickelt, kann er eine Demenz entwickeln. In 80 Prozent führt das zu Alzheimer, am zweithäufigsten zu einer vaskulären Demenz oder einer Kombination aus beidem. Bei einer milden kognitiven Beeinträchtigung ist die kombinierte Gabe von B-Vitaminen in jedem Fall präventiv sinnvoll.

Homocystein ist sowohl bei der Alzheimer-Demenz als auch bei der vaskulären Demenz im Liquor und im Plasma signifikant erhöht. Man kann also auf jeden Fall bei milder kognitiver Beeinträchtigung den Homocysteinspiegel durch die kontinuierliche Einnahme von Vitamin B6, B12 und Folsäure senken. In jedem Fall sollten regelmäßig die Spiegel von Homocystein zur Kontrolle gemessen werden.

Eine europäische Studie zeigte, dass die tägliche Einnahme eines bestimmten Nährstoffcocktails das Fortschreiten einer milden kognitiven Beeinträchtigung bzw. einer beginnenden Demenz positiv beeinflussen kann und zu einer signifikanten Verbesserung der Symptome führt.

Bei den Patienten mit dem Nährstoffcocktail schrumpften die Gehirne um 20 Prozent weniger als bei der Vergleichsgruppe, der Veränderungsprozess konnte also deutlich verlangsamt werden. Noch wichtiger war, dass die Hirnleistung nach drei Jahren Beobachtungszeit im Vergleich zu den nicht behandelten Probanden zwischen 40 und 70 Prozent weniger nachließ.

Die positiven Effekte zeigten sich besonders deutlich bei den Teilnehmern, die in einem besonders frühen Stadium der Erkrankung beginnen konnten. Zudem konnte man feststellen, dass die Wirkungen im Verlauf der Behandlungszeit zunahmen und sich nicht nur in Bezug auf das Gedächtnis verbesserten, sondern auch auf andere kognitive Bereiche, je länger die Behandlung dauerte. Die Probanden konnten zum Beispiel alltägliche Herausforderungen wie Rechnungen bezahlen, sich den Weg merken oder auch mit Notfällen umgehen besser bewältigen als die Kontrollgruppe.

Bei der Frage, zu welchem Zeitpunkt eine Kernspintomografie sinnvoll ist, spielen die Symptome eine große Rolle. Nur wenn erste Anzeichen einer Gedächtnis- oder Konzentrationsstörung vorhanden sind, ist es sinnvoll, diese Untersuchung zu veranlassen. Als perspektivische Maßnahme ist eine solche Bildgebung nicht geeignet.

Wenn erste leichte Symptome vorliegen, also ein sogenanntes milde cognitive impairement (leichte kognitive Beeinträchtigung), dann kann das MRT (Kernspintomografie des Kopfes) Auskunft darüber geben, ob eine Mikroangiopathie bzw. vaskuläre Läsionen vorliegen. Ebenso wichtig für die Prognose ist die Beurteilung einer globalen und ganz besonders einer Hippocampusatrophie.

Dies könnte ein Verlaufsparameter sein für das Fortschreiten der Demenz. Kommt es zu einer raschen Zunahme der Hippocampusatrophie im MRT, dann ist von einem raschen Fortschreiten der Demenz auszugehen und somit von einer schlechteren Prognose. Natürlich sollten im Verlauf auch regelmäßig validierte psychologische Tests beim Neurologen gemacht werden, um den Krankheitsverlauf genau beurteilen zu können.

Zusammenfassung

1. Vaskuläre Demenz ist eine Folge des Bluthochdrucks.
2. Niedrig-normale Blutdruckwerte vermindern das Risiko einer vaskulären Demenz.
3. Der Homocysteinspiegel im Blut spielt eine wichtige Rolle.
4. Die Kernspintomografie kann neben psychologischen Tests Auskunft über den Krankheitsverlauf geben.

Eine über 32 Jahre andauernde Beobachtung von knapp 10 000 Menschen führte zu dem Ergebnis, dass bei den Menschen, die in diesem Zeitraum häufig einen Blutdruck von über 130 mmHg hatten, die Demenzwahrscheinlichkeit um 40 Prozent zunahm. Eine Senkung des Blutdrucks unter 130 mmHg ist also eine wirkungsvolle Möglichkeit, um Demenz vorzubeugen. So verhindert man, dass die kleinen Blutgefäße im Gehirn geschädigt werden. Durch die verminderte Durchblutung kommt es zu einem eingeschränkten Stoffwechsel im Gehirn und die Gedächtnisleistung der Betroffenen nimmt kontinuierlich ab. Sogenannte Minischlaganfälle in den kleinsten Gefäßen des Gehirns sind die Folge. Zudem kann es zu Mikroblutungen kommen, bei denen winzige Mengen von Blut aus den Gefäßen austreten und das Gehirngewebe schädigen. Daneben wird eine Schädigung der sogenannten Blut-Hirn-Schranke gesehen. Winzige Eiweißpartikel gelangen durch die Gefäßwand ins Gehirn und schädigen dieses. Dadurch sterben Zellen im Gehirn ab.

Verschiedene Formen des Bluthochdrucks

Abhängig von den eingesetzten Untersuchungsmethoden wird in 80 bis 95 Prozent der Fälle eine sogenannte primäre oder essenzielle Hypertonie diagnostiziert. In den restlichen fünf bis 20 Prozent lässt sich eine bestimmte Ursache des Bluthochdrucks identifizieren. Das ist die sogenannte sekundäre Hypertonie. Hier sind in der Regel bestimmte Mechanismen oder Erkrankungen für die Hypertonie verantwortlich.

Essenzielle (primäre) arterielle Hypertonie

Die essenzielle Hypertonie, die die meisten Menschen betrifft, ist definiert als Bluthochdruck, bei dem keine sekundären Ursachen vorhanden sind. Sie ist also eine Ausschlussdiagnose. Das heißt, um die Diagnose zu stellen, müssen zu Beginn verschiedene Untersuchungen durchgeführt werden, die zum Beispiel hormonelle Ursachen oder Gefäßveränderungen wie Verengungen der Nierenarterien ausschließen.

Die essenzielle oder primäre Hypertonie tritt familiär gehäuft auf, wobei ein Zusammenspiel von genetischen und Umweltfaktoren wahrscheinlich ist. Ernährungsfaktoren (Übergewicht, Insulinresistenz, erhöhter Alkoholkonsum, vermehrte Kochsalzaufnahme), Stressfaktoren, Rauchen, zunehmendes Alter, Immobilität sowie erniedrigte Kalium- und Calciumwerte sind begünstigende Faktoren.

Sekundäre Hypertonie

Von sekundärer Hypertonie spricht man, wenn konkrete Erkrankungen vorliegen, die als Folge, also sekundär, eine Hypertonie begünstigen bzw. verursachen.

Darunter zählen das Schlafapnoe-Syndrom, das zu Hypertonie führen kann, ebenso hormonelle Veränderungen wie die Schilddrüsenüberfunktion oder seltenere hormonelle Erkrankungen wie z. B. das Cushing-Syndrom oder das Phäochromozytom. Auch Gefäßverengungen wie die Nierenarterienstenose oder die Aortenisthmusstenose zählen dazu. Außerdem gibt es eine medikamentös bedingte Hypertonie, hervorgerufen unter anderem durch Cortisoneinnahme, durch Schmerzmittel wie Diclofenac oder Ibuprofen oder Ovulationshemmer wie die Pille.

Frauen und ihr kardiovaskuläres Risiko

Eine Tatsache, die nicht allgemein bekannt sein dürfte und dennoch von großer Bedeutung ist: Das kardiovaskuläre Risiko verstärkt sich bei Frauen bereits bei deutlich niedrigeren Blutdruckwerten als bei Männern!

Als Limit für den Blutdrucknormalwert wird bei erwachsenen Frauen ein systolischer Blutdruckwert von kleiner als 130 mmHg angesehen. Bei Frauen ist der Blutdruck allgemein etwas niedriger als bei Männern. Die Ursache liegt in der unterschiedlichen Gefäßanatomie und Physiologie bei Frauen und Männern. So ist der Arteriendurchmesser auch nach Berücksichtigung der Körpergröße bei Frauen geringer als bei Männern.

Grundlage für die Festlegung dieses Blutdruckgrenzwerts war die Beobachtung von 27 500 Teilnehmern aus vier Kohortenstudien über den Beobachtungszeitraum von 28 Jahren.

Es zeigte sich, dass das Risiko für einen Myokardinfarkt bei Frauen bereits ab 110 mmHG um 42 Prozent gegenüber einem systolischen Blutdruck von kleiner als 100 mmHg ansteigt. Bei Männern dagegen erfolgt eine ähnliche Risikosteigerung erst bei systolischen Blutdruckwerten von 120 bis 129 mmHg.

Zudem hatten Frauen mit Blutdruckwerten von 120 bis 129 mmHg ein vergleichbar erhöhtes Schlaganfallrisiko wie Männer mit Werten von 140 bis 149 mmHg. Das Risiko stieg in beiden Gruppen um 50 Prozent. Wenn also eine Frau einen erhöhten Blutdruck von 129 mmHg hat, dann entspricht das aus Sicht des Risikoprofils einem männlichen erhöhten Blutdruck von 149 mmHg.

Es stellte sich außerdem heraus, dass bei Frauen im Laufe ihres Lebens ein steilerer Blutdruckanstieg zu verzeichnen war als bei Männern. Dieser Anstieg begann bereits in der dritten Lebensdekade und setzte sich über die gesamte Lebensspanne fort.

Daneben ließ sich ein größerer Anstieg des Pulsdrucks, also des Abstands zwischen dem systolischen und diastolischen Wert bei Frauen nachweisen. Das deutet darauf hin, dass es bei Frauen im Vergleich zu den Männern zu einer beschleunigten Versteifung der Arterienwände kommt. Ebenso erfolgt früher eine Versteifung der linken Herzkammer. Das kann möglicherweise zu einem erhöhten Risiko einer sogenannten diastolischen Herzinsuffizienz, also chronischer Herzschwäche bei vermehrter Steifigkeit des Ventrikels beitragen.

Patientenbeispiel:
Eine Patientin, 42-jährig, kam zum Herzultraschall. Ein Bluthochdruck war seit wenigen Jahren bekannt. Glücklicherweise waren bei ihr die Herzklappen absolut in Ordnung, und auch die Pumpkraft des Herzens war völlig normal. Auffällig war jedoch bei ihr eine gewisse Steifigkeit der linken Herzkammer, die sogenannte diastolische Dysfunktion. Dies ist häufig eines

der ersten Zeichen im Herzultraschall und ein Nachweis dafür, dass der Bluthochdruck schon längere Zeit vorbesteht. Sie selbst fühlte sich wohl und war in ihrer Belastbarkeit noch nicht eingeschränkt. Trotzdem sollte man auf diese ersten Zeichen achten und sie im Verlauf regelmäßig kontrollieren.

Liebe Leserinnen, seien Sie umso wachsamer und sorgsamer mit Ihrem Blutdruck! Je optimaler Ihr Blutdruck ist, desto weniger kommt es zu einer Versteifung und Abnahme der Elastizität der Arterienwände und auch des Herzens.

Zusammenfassung

Es gibt anatomische und pathophysiologische Unterschiede bei der Bluthochdruckerkrankung bei Frauen und Männern.

1. Aufgrund des geringeren Gefäßdurchmessers haben Frauen bei systolischen Blutdruckwerten von 129 mmHg ein vergleichbar erhöhtes Risiko für Herzinfarkt wie Männer mit einem Blutdruck von 149 mmHg. Dieses Risiko ist bei beiden Geschlechtern um 42 Prozent erhöht.
2. Bei Frauen steigt bereits ab dem dritten Lebensjahrzehnt der Blutdruck schneller und steiler an als bei Männern im gleichen Alter. Es kommt rascher zu einer Gefäßsteifigkeit und Abnahme der Elastizität der Gefäßwände. Das Gleiche gilt für die zunehmende Steifigkeit der linken Herzkammer. Daraus kann sich eine sogenannte diastolische Herzinsuffizienz entwickeln, eine chronische Herzschwäche.

Neueste Forschungsergebnisse zeigen, dass Frauen mit einem systolischen Blutdruck von maximal 120 mmHg die höchsten Überlebensraten haben. Bei den Frauen, die im Durchschnitt höhere Werte hatten, lag eine signifikant geringere Überlebenswahrscheinlichkeit vor. Kardiologen aus Deutschland und den USA raten dazu, den oberen Blutdruck zwischen 110 und 130 mmHg zu halten. Optimal wäre 120 mmHg. Dabei ist es so, dass Frauen in der ersten Lebenshälfte im Vergleich zu den Männern durch Ihre höheren Östrogenspiegel vor erhöhtem Blutdruck eher geschützt sind. Die Häufigkeit für erhöhten Blutdruck nimmt jedoch nach dem 50. Lebensjahr deutlich zu, da in diesem Zeitraum, der sogenannten Menopause, also den Wechseljahren, die Östrogenspiegel im weiblichen Körper deutlich abfallen. Somit steigen die Blutdruckwerte im Vergleich zu den Männern ab diesem Zeitraum deutlicher an.

Medikamentöse Therapie

Wenn bei moderat erhöhten Blutdruckwerten Allgemeinmaßnahmen nach drei bis fünf Monaten nicht ausreichen, um normale Blutdruckwerte zu erreichen, wird in der Regel umgehend mit einer medikamentösen Therapie begonnen. Wie Sie schon erfahren haben, können erhöhte Blutdruckwerte bereits während dieses Zeitraums zu Gefäßveränderungen führen. Deshalb sollte man auf keinen Fall zu lange warten, um mit der Therapie zu beginnen.

Wie Sie bereits wissen, ist alleine der normal niedrige Blutdruck der Garant für ein gesundes Altern in den späteren Lebensjahren.

Wie wichtig es ist, schon in jungen Jahren bei einer ausgeprägten Hypertonie zu intervenieren, zeigte eine Studie mit 5000 Teilnehmern. Diese wurden über 30 Jahre nachverfolgt. Die

Forscher untersuchten neben den Blutdruckwerten die kognitiven Fähigkeiten wie Gedächtnisleistung und Aufmerksamkeit. Auch Kernspinaufnahmen des Kopfes (MRT-Scans) wurden bei den Teilnehmern durchgeführt.

Teilnehmer, die seit ihrer Jugend erhöhten Blutdruck hatten, zeigten schlechtere kognitive Fähigkeiten als Teilnehmer, die keine Hypertonie aufwiesen. Im MRT des Kopfes zeigten sich bereits Schäden an bestimmten Gefäßstrukturen im Gehirn, sogenannte *white matter lesions.*

Es besteht eine langjährige Erfahrung mit den gängigen Blutdruckmedikamenten. In der Regel werden sie sehr gut vertragen und können über viele Jahre problemlos eingenommen werden. Entscheidend ist ein erfahrener Arzt, der vorsichtig mit der Therapie beginnt und dann unter regelmäßiger Kontrolle die Dosis langsam steigert.

Dabei sollte nicht die Höchstdosis eines Medikamentes ausgereizt werden, sondern frühzeitig eine Kombination mit zwei oder drei Medikamenten erfolgen. So kommt es nicht zu Nebenwirkungen und eine gute langfristige Verträglichkeit wird gewährleistet.

In der Regel wird Ihr Hausarzt die medikamentöse Blutdruckeinstellung übernehmen.

Wichtig ist in jedem Fall, alle drei bis fünf Monate die Blutdruckwerte über vier bis fünf Tage mehrmals pro Tag zu definierten Zeiten zu messen und aufzuschreiben. Diese Blutdruckdokumentation sollte dann dem behandelnden Arzt vorgelegt werden. So kann eine gezielte Feineinstellung der Werte erfolgen und eine anhaltende und gleichmäßig niedrige Blutdruckkurve erreicht werden.

Welche Blutdruckmedikamente bei Ihnen speziell infrage kommen, hängt von Ihren Begleiterkrankungen ab. Ein erfahrener Arzt wird dies alles berücksichtigen und ein auf Sie abgestimmtes Therapiekonzept erarbeiten.

Letztlich werden mit der optimalen Therapie nicht nur Ihre Werte ideal eingestellt, sondern zugleich erfolgt auch ein Gefäßschutz über Sekundäreffekte der Medikamente. Auch eine Herzfrequenzsenkung sollte erfolgen, wenn diese notwendig ist.

Es gibt fünf Medikamentengruppen, die in der Therapie des Bluthochdrucks als erste Wahl gelten: ACE-Hemmer bzw. AT1-Rezeptor-Antagonisten, Diuretika (entwässernde und damit blutdrucksenkende Medikamente), Betablocker und Calciumantagonisten.

Sie alle haben unterschiedliche Wirkmechanismen, die sich im Zusammenspiel ergänzen. Wenn diese Medikamente sinnvoll miteinander kombiniert werden, führt das in der großen Mehrzahl der Fälle zu anhaltend niedrigem Blutdruck ohne Nebenwirkungen. So sind Sie auf der sicheren Seite und brauchen mit großer Wahrscheinlichkeit keine schwerwiegenden Komplikationen befürchten.

Bei sehr gut eingestelltem Blutdruck bleibt ihr Herz gesund und ebenso die Bauchaorta und Halsschlagader und alle übrigen Gefäße u. a. im Gehirn und den Nieren. Diese beiden Organe sind neben dem Herz bei chronischen Gefäßveränderungen besonders gefährdet.

Sie können sozusagen jugendlich altern, das heißt, Ihre Blutgefäße bleiben elastisch und weisen keine oder geringe Verkalkungen und Ablagerungen auf. So können Sie auch in fortgeschrittenem Alter noch fit sein, geistig rege und reisen und andere Hobbys gefahrlos genießen.

Die Wirkmechanismen der einzelnen Substanzen

ACE-Hemmer

z. B. Ramipril, Enalapril, Captopril

Durch die Blockierung des sogenannten Angiotensin-Converting-Enzyms kommt es zu einer Senkung des peripheren Widerstands durch verminderte Angiotensin-II-Produktion. Zudem kommt es unter anderem zu einer Hemmung des Abbaus von Bradykinin, was zu einer Gefäßerweiterung führt.

Nebenwirkungen

Am häufigsten Reizhusten, harmlos, verschwindet nach Absetzen des Medikamentes wieder.

Anmerkung

Es wird vor allem Ramipril verwendet, da seine Wirkkurve und Wirkdauer am längsten und ausgewogensten ist.

Angiotensin-II-Antagonisten = AT-1-Rezeptor-Blocker

z. B. Valsartan, Olmesartan, Candesartan, Losartan

Sie hemmen die Wirkung von Angiotensin II am AT1-Rezeptor. Es kommt zur Blutdrucksenkung und Hemmung des Gefäß-Remodelings. Das bedeutet, dass eine schädigende Gefäßveränderung durch dieses Medikament vermindert bzw. verhindert wird.

Nebenwirkungen

Insgesamt sehr, sehr selten! In Ausnahmefällen kommt es zu einer Erhöhung von Leber- und Nierenwerten, Durchfall.

Anmerkung

Die sogenannten AT-1-Blocker sind neben den ACE-Hemmern die Basis jeder Blutdrucktherapie. Ich bevorzuge sie sogar vor den ACE-

Hemmern, da sie meiner Erfahrung nach noch wirksamer sind und extrem selten Nebenwirkungen auftreten. Zudem beträgt ihre Halbwertszeit bis zu zwölf Stunden, das heißt, es werden sehr gleichmäßige und lang anhaltende Wirkspiegel erreicht. Sie können über Jahre, ja Jahrzehnte regelmäßig eingenommen werden. Neben einer sehr guten Senkung des Blutdrucks verhindern sie auch effektiv einen Umbau der Gefäßwände. Sie sind sehr gut geeignet als Kombinationstherapie mit Diuretika, Ca-Antagonisten und Betablockern.

Entscheidend ist, dass dieses Medikament in den meisten Fällen morgens und (!) abends gegeben wird. Nur dann kann verhindert werden, dass der Blutdruck in den frühen Morgenstunden (ab ca. 4 Uhr morgens) wieder ansteigt.

Kein Blutdruckmedikament, das auf dem Markt ist, ist bisher in der Lage, mit einer Tablette eine 24-Stunden-Wirkung zu ermöglichen. Deshalb ist es ein großer Irrtum, dass in vielen Fällen Blutdruckmedikamente nur morgens verordnet werden. So ist eine saubere Blutdruckeinstellung über 24 Stunden einfach nicht möglich, das zeigt meine 25-jährige Erfahrung mit Blutdruckpatienten. Ich lasse meine Patienten gerne schon morgens an der Bettkante messen. Das sind die Werte, die anzeigen, wie die letzten Stunden in der Nacht der Blutdruck gewesen ist. Häufig liegen diese Werte bei 140 mmHg oder höher. Durch eine entsprechend angepasste Abendmedikation lässt sich dieser morgendliche Blutdruck sehr schön nach unten regulieren.

Eine morgendliche Messung nach dem Frühstück ist interessant, zeigt aber häufig schon wieder niedrigere Werte an. Und eine Messung, die nur einmal am Tag über mehrere Tage stattfindet, reicht bei Weitem nicht aus, um einen Bluthochdruck gut einzustellen. Es ist absolut wichtig, genauso die Werte im Tagesverlauf zu wissen. Wie verhält sich der Blutdruck in der Arbeit, wie verhält er sich abends nach Beendigung der Arbeit?

Übrigens: Nach dem Sport zu messen, ist interessant, hilft aber leider bei der Blutdruckeinstellung nicht weiter. Denn es zeigt ja nur, was wir alle wissen, dass der Blutdruck nach körperlicher Betätigung sinkt – um anschließend wieder in seinen gewohnten Bereich zu klettern.

Die Werte im Tagesverlauf sind die wichtigen Werte, die Aufschluss geben, ob Sie in Ihrem Alltag mit all Ihren Belastungen, Ihrem Zeitdruck und individuellen Anforderungsprofil, gut eingestellt sind. Wenn das der Fall ist, bei vier- bis fünfmal täglich gemessenem Blutdruck über vier Tage, dann sind Sie auf der sicheren Seite. Dann genügen auch gelegentliche Messungen einmal in der Woche oder auch seltener. Akut messen sollten Sie dann vor allem, wenn es Ihnen einmal nicht gut geht. Das ist ein wichtiger Hinweis für Ihren Arzt, ob dieses Unwohlsein mit Ihrem Blutdruck zusammenhängen kann.

Patientenbeispiel:
Eine Zahnärztin kam zu mir, weil sie jede Nacht aufwachte und nicht durchschlafen konnte. Sie berichtete über Kopfschmerzen, die am frühen Morgen an Intensität zunehmen würden. Sie hätte diese Beschwerden seit eineinhalb Jahren. Wegen eines bekannten Bluthochdrucks hatte ihr Hausarzt ihr eine Tablette Valsartan 80 mg morgens gegeben. Der Blutdruck wäre tagsüber immer wieder trotz Medikament erhöht. Nachdem wir die morgendliche Dosis gesteigert hatten und auch abends eine kleine Dosis zusätzlich verordnet hatten, besserten sich die Beschwerden zunehmend. Schließlich kam sie sehr zufrieden zu mir und meinte, sie könne wieder jede Nacht durchschlafen, Kopfschmerzen seien überhaupt nicht mehr aufgetreten und sie sei insgesamt viel ruhiger und entspannter.

Diuretika

z. B. Indapamid, Chlorthalidon, HCT

Über eine Diurese, also vermehrte Wasserausschwemmung aus dem Gewebe, kommt es zu einer Blutdruckerniedrigung.

Nebenwirkungen

Es kommt auch zur Ausschwemmung von Mineralstoffen wie Natrium und Kalium, deshalb regelmäßige Kontrolle der Elektrolyte im Blut.

Anmerkung

HCT hat seine Indikation zur Blutdrucksenkung überwiegend verloren, da sich herausstellte, dass es nach langjähriger Einnahme in seltenen Fällen zu Nicht-Melanom-Hautkrebs kommen kann. Stattdessen wird heute überwiegend Indapamid zur Blutdrucksenkung verwendet.

Calciumantagonisten

Amlodipin, Lercanidipin

Sie führen zu einer Senkung des peripheren Wiederstands und eventuell zu einer Reflextachykardie. Das bedeutet, dass eventuell kompensatorisch bei erniedrigtem Blutdruck eine beschleunigte Herzfrequenz auftreten kann.

Nebenwirkungen

Bei höherer Dosis häufig Knöchelschwellungen (Ödeme), eventuell Flush (plötzliche Rötung des Gesichts), Kopfschmerzen

Anmerkung

Amlodipin ist ein sehr gutes Blutdruckmedikament und der häufigste Vertreter der lang wirksamen Calciumantagonisten. Die maximale Einnahmedosis pro Tag sollte 5 mg sein, bei höherer Dosis kommt es mit großer Wahrscheinlichkeit zu Knöchelödemen und schlimmstenfalls auch zu Unterschenkelödemen. Das ist die häufigste Nebenwirkung, die ich über die vielen Jahre gesehen habe. Wenn man aber bei 5 mg bleibt, tritt diese Nebenwirkung so gut wie nie auf.

Betablocker

Bisoprolol, Atenolol, Carvedilol, Metoprolol

Betablocker senken den Blutdruck durch Verminderung des Herzminutenvolumens. Dies geschieht über eine Verminderung von Herzfrequenz und Kontraktilität.

Nebenwirkungen

U. a. Bradykardie, also langsame Herzfrequenz.

Anmerkung

Am häufigsten verwendet wird heute ein sogenannter ß1-selektiver Betablocker, nämlich Bisoprolol. Er hat am wenigsten Nebenwirkungen, da er selektiv die sogenannten ß1-selektiven Myokardzellen beeinflusst.

Die übrigen Betablocker werden nur noch selten verwendet und sollten durch Bisoprolol ausgetauscht werden. Vor allem Metoprolol sollte heutzutage aufgrund seiner kurzen und schwachen Wirkung nicht mehr verwendet werden und durch Bisoprolol ersetzt werden.

Meiner Erfahrung nach benötigt man bei mittelschwerer bis schwerer Hypertonie als Baustein der Kombinationstherapie unbedingt auch Bisoprolol. Häufig genügen sehr niedrige Dosen, zwei- bis dreimal am Tag. Seine Wirkdauer ist relativ kurz, deshalb ist eine Einmalgabe nicht sinnvoll.

Entscheidend ist, dass neben dem Blutdruck auch immer der Puls gemessen wird. Häufig liegen nämlich neben erhöhten Blutdruckwerten auch erhöhte Pulswerte vor. Der Puls entspricht der Herzfrequenz.

Ein Zielpuls von 50 bis 70 sollte erreicht und regelmäßig mit dem Blutdruck kontrolliert werden. Niedrige Pulswerte wirken sich prognoseverbessernd aus und schützen das Herz. Der Motor Herz fährt besser und länger, wenn nicht hochtourig gefahren wird, sondern niedertourig und ohne große Schwankungen.

Wichtig ist bei Therapiebeginn, dass mit einer sehr niedrigen Dosis begonnen wird. Abhängig von Puls und Körpergewicht können das 2 x 1,25 mg oder 2 x 2,5 mg sein.

Mehr als 2,5 mg (bis max. 5 mg) Bisoprolol sollten normalerweise nicht auf einmal gegeben werden, dann wird es sehr gut vertragen. 2 x 5 mg ist also die Maximaldosis, die natürlich auch in Einzelfällen überschritten werden kann.

Eine Dreifachkombination von Blutdruckmedikamenten sollte in jedem Fall immer Bisoprolol beinhalten, wenn es vom Puls her möglich ist. Eine ausreichende Blutdrucksenkung ist ohne dieses Medikament nur sehr selten möglich.

Ein positiver Aspekt sei hier noch angemerkt: ACE-Hemmer, Angiotensinrezeptorblocker, Calciumkanalblocker und gefäßerweiternde Betablocker wie Bisoprolol haben keine erektile Dysfunktion zur Folge. Ganz im Gegenteil, sie haben einen neutralen oder sogar einen günstigen Effekt durch die verbesserte Durchblutung und Gefäßdilatation.

Ergänzende Blutdruckmedikamente der zweiten Wahl

Alpha-Blocker: z. B. Doxazosin, Cardular

Sie wirken über eine Erweiterung der peripheren Widerstandsgefäße.

Nebenwirkung

Reflextachykardie (schneller Herzschlag), Diarrhoe (Durchfall)

Anmerkung

Sie sollten nur additiv (zusätzlich) gegeben werden, wenn oben genannte Medikamente in Kombination nicht ausreichen, um einen niedrig normalen Blutdruck zu erreichen.

Vasodilatatoren

z. B. Dihydralazin

Sie bewirken eine Dilatation (Ausdehnung) an der glatten Gefäßmuskulatur

Nebenwirkung

u. a. reflektorische Tachykardie (schneller Herzschlag), gastrointestinale Nebenwirkungen

Anmerkung

Auch diese Medikamente sollten nur additiv zu oben genannten Blutdruckmedikamenten der ersten Wahl gegeben werden. Sie sind eine sehr gute Ergänzung. Sie werden sehr gut vertragen und haben in Kombination eine gute Wirksamkeit. Die Reflextachykardie tritt nicht auf, wenn die Therapie ohnehin schon niedrig dosiert Betablocker beinhaltet.

Die oben genannten Blutdruckmedikamente werden seit Jahrzehnten allein oder in Kombination Millionen von Blutdruckpatienten weltweit verordnet. Das heißt, es besteht ein sehr großer Erfahrungsschatz über ihren Nutzen, ihre Verträglichkeit und über eventuell vorkommende Nebenwirkungen.

Durch diese medikamentöse Therapie konnten Millionen von Herzinfarkten und Schlaganfällen verhindert werden. Und es wurde möglich, dass Menschen bis ins hohe Alter eine hohe Lebensqualität behalten – trotz unserer westlichen, zum Teil sehr ungesunden und unnatürlichen Lebensweise mit viel zu wenig

Bewegung und zu kohlehydratreicher und fleischbetonter Ernährung.

Dessen sollte man sich immer bewusst sein. Ja, ich muss gewisse Medikamente nehmen, um einen Schutz meines Herzens zu erreichen. Denn ganz ohne eine sinnvoll kombinierte medikamentöse Therapie ist es häufig nicht möglich, auf Dauer niedrig normale Blutdruckwerte zu erreichen.

Niemand von uns lebt auf einer einsamen Insel ohne Stress und Verpflichtungen. Wenn ich die Möglichkeit hätte, ein ganz entspanntes Leben zu führen, mich gesund zu ernähren und tagsüber überwiegend auf den Beinen zu sein, ja, dann hätte ich eine realistische Chance, wieder auf Medikamente verzichten zu können und allein mit einem veränderten Lebensstil einen niedrig normalen Blutdruck zu erreichen. Doch das ist in unserer westlichen Lebenswelt häufig nicht realisierbar. Man muss für sich einen goldenen Mittelweg finden, um einerseits dem Leistungsdruck zu genügen und andererseits genügend für den Körper zu tun, um weitgehend gesund durch das Arbeitsleben zu gelangen.

Entscheidend bei der Einnahme ist, dass die Medikamente nicht nur morgens eingenommen werden, sondern gegebenenfalls auch abends. So wird eine 24-Stunden-Wirkung gewährleistet. Typischerweise steigt der Blutdruck nämlich in den frühen Morgenstunden ab ca. 4 Uhr wieder an und führt häufig in dieser Zeit zu Schlafstörungen.

Deshalb sollte auch immer der erste gemessene Blutdruckwert am Tag gleich morgens an der Bettkante erfolgen. Dies spiegelt die Werte der vergangenen Stunden wider. Es ist wichtig, in regelmäßigen Abständen, vorzugsweise zweimal im Jahr, eine häusliche Messung über mehrere Tage zu bestimmten Uhrzeiten durchzuführen. Nur so kann genau erkannt werden, wie das Blutdrucktagesprofil aussieht und auf welchem Blutdruck und Pulsniveau sich die Werte bewegen.

Wie weiter oben schon erwähnt, hat sich das bei uns in der Praxis sehr bewährt. Die Patienten bekommen einen Bogen mit nach Hause und messen zu den vorgegebenen Uhrzeiten ihren Puls und Blutdruck. Anschließend kann in einer Besprechung die Feinabstimmung erfolgen und die Dosis der Medikamente entsprechend angepasst werden.

Bei gut eingestellten Patienten bewegen sich die Werte über Jahre konstant in einem niedrig normalen Bereich, und wenn man dies immer wieder einmal schriftlich kontrolliert und besprochen hat, ist das sowohl für den Patienten als auch für den Arzt ein sehr beruhigendes Gefühl.

Besondere Situationen, in denen eine Änderung der Medikation akut notwendig sein kann, sollten dem Patienten bekannt sein. Wenn eine Infektion der Atemwege auftritt, kann es sein, dass der Blutdruck eventuell abfällt. Man ist bettlägerig, bewegt sich wenig, und das kann durchaus Folgen auch für den Blutdruck haben. In so einer Situation kann es notwendig sein, die Dosis kurzfristig zu vermindern und anzupassen. Anschließend, nach der Genesung, sollte die Medikation dann aber wieder wie vorher eingenommen werden.

Bei Durchfallerkrankungen kann der Blutdruck dagegen in die Höhe schnellen, da das Medikament nicht ausreichend über den Darm aufgenommen wird und durch die beschleunigte Peristaltik verstärkt ausgeschieden wird.

Bei Einnahme von Schmerzmedikamenten wie Diclofenac, Ibuprofen oder ähnlichen nichtsteroidalen Antirheumatika kann der Blutdruck unvermutet in die Höhe schnellen. Schon die Schmerzen allein können einen Blutdruck in die Höhe treiben, aber die Schmerzmedikation tut ihr Übriges. Hier sollte gegebenenfalls die Medikation angepasst werden.

In den Sommerwochen bei anhaltend großer Hitze kann es zu deutlich erniedrigten Blutdruckwerten kommen. Auch hier sollte vorübergehend eine medikamentöse Anpassung erfolgen. Meist muss dann ab September wieder die übliche Dosierung erfolgen, auch hier sind regelmäßige Kontrollen sinnvoll.

Zusammenfassung der medikamentösen Therapie

Am häufigsten verwendete Medikamente:

1. ACE-Hemmer
2. AT1-Antagonisten
3. Diuretika
4. Betablocker
5. Calciumantagonisten

Entscheidend für den Therapieerfolg ist häufig die Einnahme morgens und abends, da eine morgendliche Einnahme in den meisten Fällen nicht ausreicht. Nur so kann über 24 Stunden eine gleichmäßige Blutdrucksenkung erfolgen und ein anhaltender Gefäßschutz aufgebaut werden.

Besondere Situationen, in denen der Blutdruck trotz Therapie plötzlich erhöht ist:

1. Gleichzeitige Einnahme von Medikamenten, die z. B. den Abbau der Blutdruckmedikamente beschleunigen wie Schmerzmedikamente (Diclofenac, Ibuprofen) oder Cortisonpräparate, die zu einer Gewebsflüssigkeitseinlagerung führen und ebenfalls den Blutdruck erhöhen können. Das Gleiche gilt für die Hormonpräparate wie die Pille.
2. Durchfallerkrankungen
3. fieberhafte Atemwegserkrankungen
4. starke, anhaltende Schmerzen

Besondere Situationen, in denen der Blutdruck unter Therapie plötzlich abfällt

Typischerweise in den heißen Sommerwochen im Juni, Juli oder August kann es zu anhaltend niedrigen Werten kommen. Dabei findet durch die Hitze eine allgemeine Vasodilatation statt. Das heißt, die Gefäße im Körper dehnen sich, sind weit und entspannt, wodurch der Blutdruck deutlich abfallen kann. Häufig wird dies von Schwindel und Unwohlsein begleitet. Das bedeutet, dass man in diesen Wochen die Dosierung etwas reduzieren kann. Im September geht man dann wieder auf das vorher übliche Einnahmeschema zurück.

Dieser wetterbedingte Mechanismus ist seit Langem bekannt. Trotzdem klagen nur sehr wenige meiner Patienten darüber. Die meisten spüren diese Hitzewellen beim Blutdruck nicht und nehmen das ganze Jahr über unverändert ihre Medikamente ein.

So unkompliziert kann Blutdruckeinstellung sein! Es nimmt in den Köpfen meiner Patienten keinen besonderen Raum mehr ein. Sie sind aufmerksam, aber nicht ängstlich oder unsicher.

Lassen auch Sie sich von ihrem Blutdruck nicht dominieren. Er ist chronisch, ja, und begleitet Sie über viele Jahre, aber er kann durchaus ein entspannter Begleiter werden, vor dem Sie keine Angst mehr haben müssen!

Zusammenfassung

1. Beginnen Sie rechtzeitig eine medikamentöse Therapie des Bluthochdrucks.
2. Wenn allein lebensstilverändernde Maßnahmen nach drei Monaten ineffektiv waren, beginnen Sie mit der Tabletteneinnahme. Nur so lassen sich Gefäßschäden vermeiden.

3. Führen Sie auch unter Therapie Ihre Lebensstiländerungen weiter durch. So können Sie die Dosis reduzieren und brauchen deutlich weniger Medikamente.
4. ACE-Hemmer, AT-1-Antagonisten, Diuretika, Betablocker und Calciumantagonisten werden meist in Kombination gegeben. So werden Nebenwirkungen vermieden, und deren Wirkung potenziert sich.
5. Lassen Sie sich konsequent auf Blutdruckwerte von 115/70 bis 125/80 mmHg einstellen.
6. Bei Durchfallerkrankungen wirken die Medikamente nicht, und der Blutdruck kann nach oben entgleisen.
7. Bei Atemwegsinfekten mit Bettruhe kann der Blutdruck eher niedrige Werte annehmen. Eventuell ist eine Reduzierung der Dosis notwendig.
8. In den Sommermonaten bei großer Hitze werden die Gefäße weit, und der Blutdruck sinkt. In dieser Zeit ist eventuell eine vorübergehend niedrigere Dosis ausreichend.
9. Während der Einnahme von Schmerzmedikamenten wie Ibuprofen oder Diclofenac kann der Blutdruck entgleisen. Deshalb ist äußerste Vorsicht geboten, und die Einnahme sollte nur so kurz wie möglich erfolgen bzw. es sollten andere Schmerzmedikamente bevorzugt werden.
10. Cortisonpräparate können ebenso wie die hormonelle Verhütung mit der Pille zu erhöhten Blutdruckwerten führen. Bitte besprechen Sie das unbedingt mit Ihrem Hausarzt.

Wenn bei Ihnen seit Längerem ein trockener Reizhusten besteht und die Ursache unklar ist, dann könnte es an der Einnahme von Ramipril oder eines anderen ACE-Hemmers liegen. Sprechen Sie mit Ihrem Arzt, dass dieses Medikament abgesetzt wird. Stattdessen sollte auf ein sogenanntes Sartan, also z. B. Candesartan oder

Valsartan, gewechselt werden. Das hat die gleiche Wirkung, aber deutlich weniger Nebenwirkungen. Aus diesem Grund tausche ich bei allen meinen Patienten das Ramipril aus gegen eines der Sartane. Die Verträglichkeit ist einfach deutlich besser. Und ich beobachte auch eine lang anhaltende und sehr effektive Blutdrucksenkung.

Welche Rolle spielt der Hypertensiologe?

Im Normalfall sind Sie mit Ihrem Bluthochdruck bei Ihrem Hausarzt am besten aufgehoben. Er kennt Sie und Ihre speziellen Risikofaktoren über viele Jahre und weiß am besten, wie Sie mit einer Änderung des Lebensstils bzw. medikamentöser Einstellung am schnellsten zu guten Ergebnissen gelangen können. Ebenso verfügt er über sehr viel Erfahrung und kann einschätzen, welche Medikamente Sie am besten vertragen und bei welchen Medikamenten wegen eventueller Unverträglichkeitsreaktionen besondere Vorsicht geboten ist.

In jedem Fall sollten Sie sich einmal jährlich beim Kardiologen vorstellen. Hier sollte unter anderem ein Ultraschall des Herzens erfolgen. So kann man genau messen, ob sich bestimmte Parameter verbessert oder verschlechtert haben bzw. unverändert geblieben sind. Genau auf diese Feinheiten kommt es an.

Haben sich Ihre Werte im Herzultraschall nämlich verbessert oder sind gleich geblieben, können Sie davon ausgehen, dass Ihr Blutdruck sehr gut eingestellt ist. Haben sich Ihre Parameter im Herzultraschall dagegen verschlechtert, ist davon auszugehen, dass ihre Blutdruckeinstellung noch verbessert werden muss, um weiter reichende Schäden zu verhindern.

Wichtige Normgrößen im Herzultraschall in diesem Zusammenhang sind:

1. Vorhofseptumdicke im Verlauf
2. Vorhofgröße im Verlauf
3. Vorliegen einer diastolischen Dysfunktion
4. intakte Herzklappen
5. systolische Pumpfunktion

Neben dem Herzultraschall gibt es noch weitere kardiologische Untersuchungen, die wichtig sind. Dazu zählen u.a. ein Belastungs-EKG bzw. ein Stressecho und ein 24-Stunden-EKG. Diese Untersuchungen können Folgeerkrankungen wie eine verminderte Durchblutung des Herzens bei Belastung feststellen oder oft weitgehend ausschließen. Ein 24-Stunden-EKG oder auch Langzeit-EKG kann Rhythmusstörungen nachweisen, die man im normal abgeleiteten EKG häufig nicht erfasst. Ein Beispiel dafür ist Vorhofflimmern, das sehr schwer nachzuweisen ist, wenn es nicht anhaltend auftritt.

Neben diesen beiden oben genannten Fachärzten gibt es noch den Hypertensiologen. Dieser Arzt ist meist Internist und hat als Zusatzbezeichnung den Begriff Hypertensiologe. Das bedeutet, er ist sehr erfahren in der Therapie der Erkrankung Hypertonie und hat eine entsprechende Zusatzausbildung absolviert.

Auch dieser Arzt könnte Ihnen weiterhelfen. Wenn Ihr Blutdruck sehr schwer in den Griff zu bekommen ist und Sie Unterstützung bei der Senkung Ihrer Werte benötigen, dann sollten Sie sich einen Hypertensiologen in Ihrer Nähe suchen.

In manchen Fällen ist ein Hypertensiologe gleichzeitig auch ein Nephrologe. Das bedeutet, er ist ein Nierenspezialist. Auch dann sind Sie bei ihm als zusätzlichem Facharzt, der Sie beraten kann, gut aufgehoben. Denn als Nephrologe kann er sehr genau beurteilen, wie es Ihren Nieren mit dem Bluthochdruck geht. Diese können als Folge der Bluthochdruckerkrankung auch verändert sein, ohne dass Sie etwas davon bemerken. So kann eine erhöhte Eiweißausscheidung über den Urin vorliegen. Dies kann der Nephrologe mit einem speziellen Streifentest schnell feststellen. Mit einem Ultraschall kann er sehr genau das Gewebe der Nieren beurteilen und Folgeveränderungen des Bluthochdrucks feststellen.

Zusammenfassung

Wichtige Fachärzte im Zusammenhang mit Ihrer Erkrankung Hypertonie sind:

1. Ihr behandelnder Hausarzt, der Sie am genausten kennt
2. Ein Kardiologe (Arzt für Herzerkrankungen), bei dem Sie sich einmal jährlich vorstellen
3. Gegebenenfalls ein Nephrologe (Nierenarzt), wenn die Nieren mitbetroffen sind
4. Gegebenenfalls ein Hypertensiologe (Blutdruckspezialist) bei schwer einstellbarer Hypertonie

2. TEIL

DEN BLUTDRUCK NATÜRLICH SENKEN MIT DER M.E.S.S.-METHODE

Selbstmessung des Blutdrucks

Die konventionelle Messung in der Praxis wird durch situationsbedingte kurzfristige Blutdruckschwankungen und das Phänomen des Praxisbluthochdrucks beeinträchtigt.

Deshalb gilt vielfach die ambulante 24-Stunden-Blutdruckmessung als zuverlässige, wenn auch aufwendige Messung. Doch sie ermöglicht es, den nächtlichen Blutdruckverlauf zu erfassen. So kann festgestellt werden, ob nachts eine signifikante Absenkung des Blutdrucks erfolgt. Dies nennt sich »Dipping« und ist bei gesunden Menschen ganz natürlich vorhanden, da nachts normalerweise deutlich weniger Adrenalin, Noradrenalin und Cortisol ausgeschüttet wird. Bei Bluthochdruck kommt es in der zweiten Nachthälfte häufig zu einer fehlenden Nachtabsenkung oder auch bereits zu einer Erhöhung des Blutdrucks. Und dies geht oft mit Kopfschmerzen, Herzklopfen, unruhigem Schlaf oder kompletter Schlaflosigkeit einher.

Fehlt dieses »Dipping« gänzlich, gibt es also überhaupt keine nächtliche Absenkung der Blutdruckwerte, kann dies ein Hinweis auf eine bestimmte Ursache der Hypertonie sein, das sogenannte obstruktive Schlafapnoe-Syndrom (OSAS).

Auch tagsüber lässt sich der Blutdruck im Verlauf gut beobachten und es können stressassoziierte Auslöser aufgedeckt werden. So kann auch der Erfolg einer Blutdrucktherapie beurteilt werden und gegebenenfalls erweitert und angepasst werden.

Sehr aussagekräftig ist auch die Selbstmessung des Patienten zu Hause zu vorgegeben Uhrzeiten über einige Tage hinweg. Eine einmal täglich durchgeführte Messung reicht bei Weitem nicht aus, auch nicht über mehrere Tage. Die Wirkung der Medikamente lässt, wie schon erwähnt, erfahrungsgemäß am späten Nachmittag und am frühen Abend nach. Diese bereits wieder erhöhten Werte am Abend und Spätabend werden bei einer einmal täglichen Messung nicht erfasst.

Es ist nicht nur wichtig, auch am Spätnachmittag und Abend zu messen, bedeutsam ist zudem der frühe Morgen. Und zwar am besten bereits an der Bettkante. Nur so kann der frühmorgendliche Bluthochdruck erfasst werden, der oft schon um vier Uhr nachts beginnt. Wird der erste Wert erst beim Frühstück gemessen, befindet sich der Blutdruck zu diesem Zeitpunkt bereits häufig wieder auf einem deutlich niedrigeren Niveau und bildet nicht das Blutdruckverhalten der frühmorgendlichen Stunden ab. Möglicherweise war der Patient bereits mehrere Stunden den erhöhten Werten ungeschützt ausgesetzt, und es wird nicht bemerkt. Entscheidend ist, die abendliche Dosis so anzupassen, dass in der zweiten Nachthälfte ein Abfall des Blutdrucks gewährleistet ist und somit eine erholsame Nachtruhe bis in die Morgenstunden möglich ist.

Studien konnten nachweisen, dass die Selbstmessung des Patienten zu Hause unverzichtbar ist. Sie ist technisch und methodisch einfach und motiviert zudem viele Patienten zur Mitarbeit in der Behandlung ihrer Krankheit. Selbst etwas tun zu können, gibt jedem ein Stück weit das Gefühl der Autonomie, aber auch der Selbstverantwortung zurück. Das sollte man als Ärztin oder Arzt unbedingt unterstützen.

Der Blutdruck sollte immer an dem Arm gemessen werden, an dem er am höchsten ist, da dies der Blutdruck in den Hauptgefäßen und Organen ist. Seitendifferenzen von mehr als 10 mmHg signalisieren ein erhöhtes Risiko für Herz-Kreislauf-Erkrankungen. Ein Unterschied von mehr als 25 mmHg deutet auf eine Verengung der Arterie unterhalb des Schlüsselbeins hin.

Viele Geräte pumpen zuerst maximal auf, was von den Patienten manchmal als unangenehm empfunden wird, und messen dann in der Ablassphase. Es gibt aber auch Oberarmgeräte, die bereits in der Aufpumpphase den Blutdruck messen können. Das wird häufig als deutlich angenehmer empfunden.

Auch hochwertige Handgelenksgeräte messen genau und zuverlässig. Es empfiehlt sich, die Hand entspannt auf Herzhöhe zu halten, weil eine Abweichung von 10 cm über oder unter der Herzhöhe bereits zu einer Differenz von 8 mmHg führen kann.

Bei einer unregelmäßigen Herzschlagfolge, z. B. Vorhofflimmern, kann die oszillometrische Messung die Blutdruckhöhe nicht genau bestimmen. Hier werden drei Blutdruckmessungen im Abstand einer Minute und eine Bildung der Mittelwerte empfohlen.

Mittlerweile gibt es auch Oberarmblutdruckgeräte, an die man einen zusätzlichen EKG-Stick anschließen kann. So kann jeder selbst ein Ein-Kanal-EKG ableiten und dies in seinem PC oder Handy speichern und auch ausdrucken. Dies empfiehlt sich, wenn immer wieder kurzzeitig Herzrhythmusstörungen auftreten, zur Dokumentation eines solchen Ereignisses. So ist es für die Ärztin oder den Arzt leichter, die genaue Diagnose zu stellen und weitere Untersuchungen zu veranlassen.

Sehr häufig ist es nämlich so, dass in der Praxis ein 24-Stunden-EKG angelegt wird, und genau in dieser Zeit ist der Patient komplett beschwerdefrei. Es ist also ziemlich schwierig, Rhythmusstörungen zu erfassen, die nur unregelmäßig und über einen kurzen Zeitraum auftreten. Bei einer der häufigsten Rhythmusstörungen, dem Vorhofflimmern, tritt genau dies auf und es kann längere Zeit dauern, bis die Diagnose gestellt werden kann. Dafür wäre eine ambulante Ein-Kanal-Messung beim Patienten zu Hause ideal. Denn dieses Vorhofflimmern ist gefährlich. Es bilden sich Thromben, also kleine Blutgerinnsel, die unter anderem ins Gehirn wandern können. Hier können sie zu kurzzeitigen neurologischen Störungen führen wie zum Beispiel zu Schwindel, Sehstörungen und Sprachstörungen. Aber auch Schlaganfälle sind möglich. Dabei treten unter anderem halbseitige Schwäche bzw. Lähmungen auf, Gedächtnisstörungen und auch Bewusstlosigkeit. Es ist also sehr wichtig, Vorhofflimmern möglichst rasch zu erkennen.

Jedes Blutdruckmessgerät braucht eine Zulassung als Medizinprodukt. Das ist am aufgedruckten CE-Kennzeichen mit einer vierstelligen Kennnummer erkennbar.

Man sollte auch beachten, dass bei Frauen mit Brustentfernung unter Umständen eine Handgelenksmessung einer Oberarmmessung vorzuziehen ist. Oder es sollte am gegenüber liegenden Arm eine Oberarmmessung erfolgen, um den Lymphabfluss nicht negativ zu beeinflussen.

Wo liegen mögliche Fehlerquellen?

- Wird das Handgelenksgerät unter Herzhöhe gehalten, sind die Messwerte zu hoch. Wird es dagegen über Herzhöhe gehalten, sind die gemessenen Werte zu niedrig.
- Ist die Oberarmmanschette zu schmal, sind die Messwerte zu hoch. Ist sie zu breit, dann sind die Werte zu niedrig.
- Es wird zu häufig hintereinander gemessen, das verfälscht die Werte.
- Messungen unmittelbar nach körperlicher oder psychischer Belastung sind nicht zu verwerten. Nach Sport sind sie häufig niedriger, bei psychischer Belastung höher und damit nicht aussagekräftig.
- Wenn während der Messung gesprochen wird, verfälscht das das Messergebnis.
- Messungen mit übereinandergeschlagenen Beinen sollten ebenfalls vermieden werden.
- Wenn die Oberarmmanschette zu locker angelegt wird, führt das ebenfalls zu einer Verfälschung der Messergebnisse.

Es ist bekannt, dass die Patienten, die sich in regelmäßigen Abständen selbst messen, deutlich zuverlässiger und regelmäßiger ihre Medikamente einnehmen. Die Selbstmessungen fördern also die Therapietreue, und das ist von immenser Bedeutung für den Verlauf und die Prognose der Erkrankung.

Die Selbstmessungen sind umso wichtiger, da die in der Arztpraxis gemessenen Werte nicht immer aussagekräftig sind. In nicht wenigen Fällen liegen sie über den tatsächlichen Werten im Alltag des Patienten. Das kann an der Aufregung in der Arztpraxis liegen (sogenannte Weißkittelhypertonie). Es gibt aber auch genau das Gegenteil. Die in der Praxis gemessenen Werte können unter den tatsächlich zu Hause vorliegenden Blutdruckwerten liegen (sogenannte maskierte Hypertonie).

Beispiel einer häuslichen Selbstmessung von Blutdruck und Puls:

	Montag	Dienstag	Mittwoch	Donnerstag
Morgens beim Wachwerden an der Bettkante				
10 Uhr				
17 Uhr				
22 Uhr				

Aus diesen genannten Gründen ist es unerlässlich, neben der 24-Stunden-Blutdruckmessung unbedingt in regelmäßigen Abständen den häuslichen Blutdruck zu messen und für seinen Hausarzt zu dokumentieren.

Zusammenfassung

1. Zur Diagnostik bzw. Therapiekontrolle ist die 24-Stunden-Blutdruckmessung unerlässlich, vor allem zur Erhebung der nächtlichen Blutdruckwerte.
2. Praxisblutdruckwerte können falsch zu hoch ausfallen. Aufgrund der Aufregung beim Arzt sind die Werte höher als im häuslichen Alltag (»Weiskittelhypertonie«).
3. Ebenso ist das Gegenteil möglich, sie können »maskiert« sein, das heißt trotz häuslichem Bluthochdruck werden in der Praxis normale Werte gemessen (maskierte Hypertonie).
4. Häusliche Selbstmessung ist unersetzlich. Beginnend am Morgen an der Bettkante, vormittags, nachmittags und schließlich am Spätabend sollten die Werte erhoben werden. Dies sollte idealerweise über einen Zeitraum von vier Tagen erfolgen. Meist reicht diese detaillierte Aufzeichnung ein- bis zweimal im Jahr.
5. Häusliche Selbstmessung verbessert die Therapietreue. Wer selbst sieht, wie stark der Blutdruck schwankt und zu hoch ist, wird ernsthafter und konsequenter seine Medikamente einnehmen!

Es gibt mittlerweile Smartwatches, die nicht nur den Puls und die Herzfrequenzvariabilität, sondern auch den Blutdruck messen. Natürlich sollte man seine Werte zunächst auch immer mit dem Blutdruckmessgerät vergleichen. Die Qualität wird immer besser. Ich habe schon bei Patienten erlebt, dass die gemessenen Werte auf ihrer Smartwatch mit den in der Praxis gemessenen übereinstimmten und somit valide waren. Auch dies ist eine Möglichkeit, Werte aufzuzeichnen und beim Arztbesuch vorzulegen.

Lebensstiländerung – warum ist sie so wichtig?

Wie können Sie selbst für niedrigere Blutdruckwerte sorgen? Wie stark können Sie selbst Ihren Blutdruck beeinflussen? Mehr, als Sie vielleicht im ersten Augenblick glauben!

Sie selbst können mit Ihrer Lebensweise unglaublich viel dazu beitragen, dass sich Ihre Blutdruckwerte verändern und sich in eine niedrigere und für sie günstigere Richtung bewegen. Allein schon durch eine regelmäßige körperliche Bewegung oder sportliche Aktivität mehrmals in der Woche, auf die wir noch sehr genau eingehen werden, kann der Blutdruck um 4 bis 8 mmHg gesenkt werden. Zusammen mit anderen Maßnahmen wie einer Verminderung der Kochsalzzufuhr und einer Einschränkung des Alkoholkonsums kann insgesamt eine Blutdrucksenkung von 20 mmHg erreicht werden.

Ich möchte Ihnen im Folgenden einen Überblick darüber geben, welche Maßnahmen erfolgversprechend sind und in seriösen Studien mit einer großen Anzahl von entsprechenden Patientengruppen geprüft wurden.

Auf die einzelnen Empfehlungen werde ich später in speziellen Kapiteln noch sehr detailliert eingehen und Ihnen konkrete und anschauliche Anleitungen und Beispiele geben, mit denen Sie Stück für Stück eine Wendung in Ihrem Leben vollbringen und sich eine neue und gesunde Lebensweise aneignen können.

Bewegung

Allgemein empfohlen wird ein dynamisches Ausdauertraining (Gehen, Joggen, Radfahren, Schwimmen) moderater Intensität über 30 bis 60 Minuten vier- bis siebenmal pro Woche. Hochintensives Training ist nicht effektiver, betonen renommierte

Sportmediziner wie Prof. Burkhard Weisser, Direktor des sportmedizinischen Instituts der Universität Kiel. Wichtig sei aber, dass es sich um eine lebenslange Therapie handeln muss.

Dass Krafttraining bei Hypertonikern kontraindiziert sei, gehöre zu den Mythen. Am sinnvollsten sei eine Kombination aus Kraft- und Ausdauertraining. Als Idealprogramm beim Krafttraining empfiehlt Prof. Weisser 15 bis 25 Wiederholungen mit submaximaler Intensität bei verschiedenen Übungen zwei- bis dreimal pro Woche ohne Pressatmung. Es müsse übrigens nicht immer die Muckibude mit Großgeräten sein, oft genügen schon Übungen mit dem eigenen Gewicht oder Kleingeräten. Die günstigen Wirkungen des Krafttrainings seien vielfältig. So erhöhe der Muskelzuwachs ganz natürlich den Grundumsatz. Zusätzlich komme es zu einer Verbesserung der Insulinsensivität, und der Blutdruck wird gesenkt. Dieser Effekt tritt in gleichem Ausmaß auf wie beim Ausdauertraining.

Gerade auch beim älteren Menschen habe das Krafttraining viele positive Zusatzeffekte im Vergleich zum reinen Ausdauertraining.

Gewichtsabnahme

Neben dem Bewegungstraining spielt die Gewichtsabnahme eine große Rolle, obwohl es auch Patienten mit Bluthochdruck gibt, die bereits ein normales Körpergewicht haben. Umso besser!

Gewichtsabnahme führt zuverlässig zur Senkung eines erhöhten Blutdrucks. So zeigen die Daten einer der größten Kohortenstudien, nämlich der Framingham-Studie, dass bei Übergewichtigen im mittleren und höheren Alter ein Gewichtsverlust von im Mittel 7 kg über vier Jahre das Risiko für Hypertonie um 22 bis 26 Prozent reduziert. Das heißt, bei einer Gewichtsabnahme

von 5 kg wird der Blutdruck im Mittel um 4,4 mmHg systolisch und um 3,57 mmHg diastolisch gesenkt.
Wenn Sie also 10 kg abnehmen, geht der obere Blutdruck um 10 mmHg oder mehr nach unten. Das habe ich bei meinen Patienten selbst erlebt, und ich fand es unglaublich beeindruckend. Oft kann die medikamentöse Dosis dann noch mal deutlich reduziert werden. Wie glücklich waren und sind meine Patienten, wenn sie aus eigener Kraft solch ein Ziel erreicht haben, und wie stark ist dann das Selbstwertgefühl, mit dem man anschließend belohnt wird.

Ernährung

Am meisten favorisiert wird aufgrund klinischer Studien die sogenannte DASH-Diät (Dietary Approaches to Stop Hypertension – standardisierter Ernährungsplan zum Senken der Hypertonie).

Es handelt sich eigentlich um keine Diät, sondern um einen klug ausgearbeiteten, sehr vielseitigen Ernährungsplan, der bei konsequenter Einhaltung den systolischen Blutdruck um weitere 11 mmHg senken kann.

Die DASH-Diät empfiehlt, für mindestens eine Woche ein Ernährungstagebuch zu führen. Es soll notiert werden, was man isst, wie viel man isst, wann man isst und warum man isst. Dies sollte dann mit einem Arzt bzw.- Ernährungsberater genau besprochen werden.

Im anschließenden Ernährungsplan sollte viel frisches, kaliumreiches Obst und Gemüse enthalten sein. Der individuell richtige Kaliumspiegel sollte mit dem Arzt festgelegt und regelmäßig kontrolliert werden. Verarbeitete und konservierte Produkte sollten vermieden werden, denn hier sind oft hohe Kochsalzmengen enthalten. Die Kochsalzzufuhr sollte so niedrig wie möglich gehalten werden. Zudem sollte auf wenig tierisches Fett geachtet und vornehmlich fettarme Milchprodukte verzehrt werden. Es sollten nur ungesättigte Fettsäuren, wie sie z. B. in Olivenöl enthalten sind, verwendet werden, auch zum Erhitzen und Braten.

Ungesalzene Nüsse sind günstig und sollten täglich gegessen werden.

Fisch und weißes Fleisch sollte regelmäßig, aber nicht täglich zum Speiseplan gehören. Auf rotes Fleisch sollte verzichtet werden (ungünstige epidemiologische Daten für Rind-, Schwein-, Lammfleisch).

All das kommt Ihrem Blutdruck und Ihrer Gesundheit zugute und Sie haben eine reiche Auswahl an Lebensmitteln und können Ihre tägliche Ernährung sehr variabel und vielseitig gestalten.

Ausführlicher wird diese Ernährungstherapie im folgenden Kapitel vorgestellt.

Alkoholkonsum

Nach einer Vielzahl von epidemiologischen Untersuchungen begünstigt Alkohol Blutdruckanstieg, kardiovaskuläre Erkrankungen und Mortalität. Geringer Alkoholkonsum – bei Männern unter 20 bis 30 g pro Tag bzw. 140 g pro Woche, bei Frauen unter 10 bis 20 g pro Tag bzw. 80 g pro Woche – ist wahrscheinlich ohne Risiko, aber alles, was darüber hinausgeht, führt eindeutig zum Blutdruckanstieg und damit zum Risiko einer gefährlichen Komplikation.

Um diese Zahlen zu veranschaulichen, hier ein Vergleich von alkoholhaltigen Getränken:

- Ein Glas Wein 0,2 l enthält 20 g Alkohol.
- Ein Glas Bier 0,5 l enthält 18 g Alkohol.
- Ein Glas Schnaps enthält 14,4 g Alkohol.

Kochsalzgehalt

Nahrungsmittel, die bekanntermaßen Salz enthalten, wie Salami, roher geräucherter Schinken, oder die salzig schmecken, sollten nicht gekauft werden. Bei der Zubereitung der Mahlzeiten und beim Verzehr sollte nicht oder sehr wenig gesalzen werden.

Frisches Obst und Gemüse ist salzarm, während verpackte oder vorgekochte Nahrungsmittel zur Konservierung in der Regel reichlich Salz beinhalten. Der Salzgehalt ist meist gut erkennbar. Laut EU-Verordnung muss zugesetztes Salz in Mengen pro 100 g deklariert werden.

Die wissenschaftliche Diskussion um den optimalen bzw. therapeutisch sinnvollen mittleren Salzkonsum von Natriumchlorid (NaCl) dauert an. Der durchschnittliche tägliche NaCl-Konsum in Europa liegt bei 3,1 bis 4,3 g Natrium pro Tag (bzw. 8 bis 11 g NaCl).

Man hat sich schließlich auf eine empfohlene tägliche Kochsalzmenge von 2 g Na bzw. 5 g NaCl geeinigt.

10 Rules

Sehr interessant ist auch ein zehnstufiger Plan, den die Mayo-Klinik in den USA empfiehlt. Sie ist eine der führenden US-amerikanischen Kliniken mit einem Stab an äußerst kompetenten Fachärzten und einem weltweit sehr hohen Bekanntheitsgrad.

1. Reduziere dein Gewicht. Jedes Kilogramm bringt 1 mmHg Senkung des Blutdrucks. Die Taille des Mannes sollte kleiner als 102 cm sein, bei der Frau kleiner als 89 cm.
2. 150 Minuten Bewegung pro Woche, d. h. zweieinhalb Stunden. Empfohlen wird Walken, Joggen, Radfahren, Schwimmen oder Tanzen.

3. DASH-Diät: Sei ein kluger Einkäufer im Supermarkt und ein kluger Esser im Restaurant!
4. Reduziere Kochsalz! 2,3 g NaCl oder weniger. Ideal für die meisten Erwachsenen wären 1,5 g NaCl.
5. Iss nur naturbelassene Nahrungsmittel!
6. Lies das Kleingedruckte und denk an den Ernährungsplan!
7. Nicht nachsalzen! 1 TL enthält 2,3 g Kochsalz.
8. Gewöhne dich langsam um! Wenn dein Gaumen Zeit braucht, dann gib ihm die Zeit!
9. Reduziere deinen Alkoholkonsum! Alkohol reduziert die Wirksamkeit der Medikamente.
10. Iss nur frisches oder naturbelassenes eingefrorenes Gemüse und Obst! Vermeide Fertigprodukte!

Und jetzt ein kleiner Exkurs, zum Schmunzeln, aber wissenschaftlich nachgewiesen:

Ein dreiwöchiges Lachtraining, sogenanntes Lach-Yoga, kann den Blutdruck erstaunlicherweise um 6 mmHg senken – so gut können wir uns beim Lachen entspannen. Wie nützlich könnte dieses Instrument sein und wie wenig wird es therapeutisch genutzt!

Besuchen Sie also regelmäßig eine Lach-Yoga-Gruppe, wenn das für Sie passt, oder gehen Sie wieder einmal ins Cabaret oder lassen sich von Ihren Kindern Cartoons vorlesen. Es gibt so viele Möglichkeiten, bis zum Bonmot des Tages, das man sich abwechselnd vorliest – schon beim Frühstück! Denn herzliches Lachen setzt jede Menge Glückshormone frei. Und das lässt Herzfrequenz und Blutdruck kurzzeitig ansteigen und dann dauerhaft absinken.

Eine Blutdrucksenkung von 6 mmHg mag bescheiden klingen, ist aber von großer klinischer Bedeutung, wenn man bedenkt, dass durch eine Blutdrucksenkung von nur 2 mmHg die kardiovaskuläre Mortalität, das heißt die Sterblichkeitsrate durch Ereignisse wie einen Herzinfarkt, um sieben Prozent sinkt und das Schlaganfallrisiko um 24 Prozent reduziert wird.

Und schließlich, wer hätte das gedacht?

Klassische Musik lässt nachweislich unseren Blutdruck sinken. Vor allem Barockmusik wie die von Bach oder Händel, aber auch Mozart empfehlen Forscher des Universitätsklinikums Marienhospital Herne. Mit Bachs Orchestersuite Nr. 3 konnte der obere Blutdruckwert nachweislich sogar um 8 mmHg gesenkt werden. Und Chopin schrieb seine Etüden *Nocturnes*, um in einen entspannten Schlaf zu fallen und als Unterstützung für Entspannung und Relaxation.

Zusammenfassung

Hier noch einmal eine Zusammenfassung als Überblick über die wichtigsten Punkte, die im Folgenden noch konkret und anschaulich in den einzelnen Kapiteln besprochen werden:

1. Blutdruckziel: 115–125 mmHg (systolischer/oberer Wert) 70–80 mmHg (diastolischer/unterer Wert)
2. Behandlung bei erhöhten Werten ist notwendig, auch wenn man nichts spürt!
3. Erhöhtes Risiko eines Herzinfarktes auch ohne Symptome.
4. Wenn eine Lebensstiländerung allein nicht reicht, nach spätestens sechs Wochen Beginn einer medikamentösen Therapie als Ergänzung.
5. Eine Kombination aus richtigem Lebensstil und gut verträglicher medikamentöser Therapie ist langfristig zielführend und sinnvoll.

6. Richtige Ernährung verhindert Entzündungsprozesse und kann Ablagerungen wie Plaques sogar zur Rückbildung bringen.
7. Ohne das zentrales Element Entspannung und Ruhephasen ist kein langfristiger Erfolg möglich.
8. Nur durch Bewegung kann erhöhtes Cortisol sinnvoll erniedrigt und damit das vegetative Nervensystem ausbalanciert werden.
9. Auch bei Behandlung einer milden Hypertonie werden Schlaganfälle um 50 Prozent verhindert.
10. Beenden Sie das Rauchen! Schon wenige Minuten nach Ihrer letzten Zigarette sinkt Ihr Blutdruck signifikant.
11. Kaffee kann bei sogenannten Kaffee-sensitiven Menschen den Blutdruck um 10 mmHg erhöhen. Messen Sie vor dem Kaffeegenuss und 30 Minuten danach den Blutdruck. Bei Kaffee-sensitiven Menschen steigt der Blutdruck um 5 bis 10 mmHg.
12. Reduzieren Sie Ihren Stress und verändern Sie Ihre Erwartungshaltung – das ist ein Schlüssel zu mehr Wohlgefühl und mehr Erholungszeit.
13. Praktizieren Sie Dankbarkeit – regelmäßig und aus voller Überzeugung.
14. Holen Sie sich Unterstützung, bleiben Sie kein Einzelkämpfer. Zusammen mit einem Therapeuten, am besten einem erfahrenen Arzt, einem Ernährungsberater und einem Meditationscoach kommen Sie schneller an ihr Ziel und werden optimal und individuell unterstützt. Auch kleine Rückschläge werden schnell aufgefangen und führen nicht zu Verunsicherung, sondern spornen noch mehr an.

Wie sehr man mit Lebensstil seinen Blutdruck und sogar veränderte Herzkranzgefäße beeinflussen kann, zeigt der Kardiologe Dean Ornish. Er behandelt auch Prominente wie z. B. Bill Clinton. Nachdem Bill Clinton einen Bypass am Herzen benötigte und auch dieser Bypass wieder zu verschließen drohte, wandte Clinton sich an den renommierten Kardiologen. Dieser gab ihm ein genaues Ernährungskonzept mit überwiegend vegetarischer, sehr fettarmer Nahrung verbunden mit regelmäßigen Bewegungseinheiten und effektivem Stressmanagement wie Yoga und Meditation. Clinton stellte daraufhin sein Leben um und setzte die Empfehlungen konsequent in seinem Leben ein. Bei erneuten Kontrollen seiner Halsschlagader und seiner Herzkranzgefäße ließen sich daraufhin Verkalkungen, die zuvor gemessen wurden, nicht mehr feststellen. Das bedeutet ganz konkret, dass nicht nur der Blutdruck gesenkt werden kann, sondern sich auch strukturelle Veränderungen in den Gefäßen, die zu Schlaganfall und Herzinfarkt führen können, zurückbilden können. Ist das nicht einfach unglaublich und eine ungeheure Motivation, dieses Ziel zu erreichen?

Die Blutdruckernährung

Die gute Nachricht ist, dass Sie mit ihrer Ernährung gezielt den Blutdruck beeinflussen und maßgeblich und anhaltend senken können. Es gibt sehr gute Studien dazu, mit welcher Ernährungsform es Ihnen möglich ist, positiv auf den Blutdruck einzuwirken.

Eine Ernährungsform wurde in den USA speziell für Menschen mit Bluthochdruck entwickelt, die sogenannte DASH-Ernährung oder DASH-Diät. Es ist keine wirkliche Diät, sondern eine sehr ausgewogene Ernährung, die lebenslang beibehalten werden sollte.

DASH steht dabei für Dietary Approaches to Stop Hypertension. Diese spezielle Kost wurde vom *U.S. News & World Report* siebenmal in Folge als die beste und erfolgreichste Ernährungsform in Hinblick auf ausgewogene Ernährung gekürt. Ebenso schnitt sie als effektivste Nahrungszusammenstellung für Diabetiker ab.

Diese Ernährung basiert auf Forschungen, die im Auftrag des US-amerikanischen National Institute of Health (NIH) durchgeführt wurden. Ausgangsfrage war, welchen Einfluss die Ernährung auf den Bluthochdruck ausübt. Dabei wurde dieses Ernährungsprogramm entwickelt, um Menschen mit Bluthochdruck eine ausgewogene und geschmackvolle Ernährung anzubieten, die auch noch effektiv den Blutdruck senkt. Diese Ernährung ähnelt der sogenannten Mittelmeerdiät. Entscheidend bei dieser Diät ist, dass bewusst weitestgehend auf Kochsalz verzichtet und gleichzeitig die Zufuhr von Kalium, Magnesium und Calcium erhöht wird.

Im Laufe der Jahre haben eine ganze Reihe von weiteren Studien bewiesen, dass die DASH-Diät nicht nur den Blutdruck wirksam senkt, sondern auch sehr effizient ist bei der Verringerung der Gefahr von Herz-Kreislauf-Erkrankungen wie Schlaganfall, Diabetes, Nierenerkrankungen und vielen weiteren Erkrankungen. Es ist eine einfache und nachhaltige Methode für einen gesunden Lebensstil.

Obwohl diese Ernährungsform nicht zur Reduktion des Körpergewichts entwickelt wurde, führt die DASH-Diät durch die gezielte Zufuhr von richtigen Elektrolyten (Blutsalzen) und das Weglassen von Kochsalz unweigerlich zu einem Gewichtsverlust. Dies ist ein weiterer Vorteil, insbesondere für Menschen mit Bluthochdruck, zumal die Gewichtsabnahme ein sinnvoller Baustein ist, um den Blutdruck zu senken. Ohne großen Aufwand ist es mit der DASH-Diät möglich, bis zu zwei Kilo Gewicht pro Woche zu verlieren.

Dabei ist die DASH-Diät nicht mit anderen Diätformen vergleichbar, bei denen für kurze Zeit die Ernährung umgestellt wird, um ein bestimmtes Ziel, wie etwa zehn Kilo abzunehmen, zu erreichen. Bei der DASH-Diät geht es also nicht darum, sich für ein paar Tage oder Wochen einzuschränken, sondern es ist eine langfristige Ernährungsumstellung, am besten lebenslang.

Schwerpunkte bei dieser Diät sind unter anderem die Zufuhr von ausreichend kaliumreichem Gemüse und Obst. Daneben kann Fisch und auch wenig helles Fleisch verzehrt werden. Vollwertiges Getreide und eiweißreiche Lebensmittel, vor allem Hülsenfrüchte, setzen Schwerpunkte. Kochsalz wird weitgehend durch Kräuter und Gewürze ersetzt. Sogar Zucker und Alkohol sind erlaubt, wenn auch nur in kleinen, begrenzten Mengen.

Dabei gibt es nur wenig Einschränkungen, eine breite Auswahl an gesunden Nahrungsmitteln ist möglich. Es geht darum, mehr an gesunden Nahrungsmitteln zu sich zu nehmen und weniger ungesunde bzw. die ungesunden durch gesunde und leckere Alternativen zu ersetzen.

Diese Ernährungsform ist also für jeden geeignet, entweder zur Vorbeugung, um Erkrankungen wie Bluthochdruck oder Diabetes oder Krebserkrankungen zu vermeiden oder sie positiv zu beeinflussen. Bluthochdruck kann damit auf natürliche Weise gesenkt werden, wobei die DASH-Diät aber nie als alleinige Therapie anzusehen ist, sondern immer durch andere ganzheitliche Maßnahmen bzw. durch medikamentöse Therapie ergänzt werden sollte. Wie sich in Forschungen gezeigt hat, ist diese Ernährungsform für Erwachsene und Kinder gleichermaßen geeignet und kann zudem bei Kindern Bluthochdruck und Diabetes in jungen Jahren verhindern.

Inzwischen haben zahlreiche internationale Untersuchungen bestätigt, wie wirksam die DASH-Diät ist. Sie senkt den systolischen Blutdruck um 11 mmHg und den diastolischen Blutdruck um 6 mmHg. Bei konsequenter reduzierter Aufnahme von Kochsalz kann man mit einer zusätzlichen Blutdrucksenkung von etwa 4 mmHg rechnen (Prof. Krämer, deutsche Hochdruckliga).

Wenn man auf Fleisch komplett verzichten würde, würde das den systolischen Blutdruck um 6 mmHg senken und den diastolischen um etwa 3 mmHg, fanden Forscher vom National Cerebral and Cardiovascular Center in Osaka heraus.

Vollkornprodukte wirken sich ebenfalls sehr günstig auf den Blutdruck aus. Schon 100 g Getreide oder Körner pro Tag senken den Blutdruck um erstaunliche 3 bis 4 mmHg (Prof Krämer, *British Medical Journal,* Metaanalyse).

Restriktion von Kochsalz auf weniger als 5 g pro Tag

Eines der wichtigsten Geheimnisse der DASH-Diät liegt in der Reduzierung des Kochsalzkonsums. Denn verstärkter Salzkonsum korreliert direkt mit einer Erhöhung des Blutdrucks. Schon eine leichte Einschränkung des Kochsalzkonsums auf unter 5 g pro Tag ist in der Lage, den Blutdruck um 12 mmHg zu senken und unsere Herzgesundheit zu verbessern. Von allen nichtmedikamentösen Maßnahmen zur Senkung des Blutdrucks hat die verminderte Kochsalzaufnahme den stärksten Einfluss auf die Blutdrucksenkung. Bei Übergewicht entsteht häufig eine Salzsensivität. Diese kann sich zurückbilden, wenn ein Normgewicht erreicht wird.

Als Anhaltspunkt kann man sich merken, dass pro Kilogramm Körpergewicht, das man abnimmt, der Blutdruck um 1,5 mmHg sinkt. Nimmt man also 20 kg ab, erniedrigt sich der systolische Blutdruck um 30 mmHg. Das sind doch super Erfolgsaussichten!

Eine ähnliche Korrelation besteht bei erhöhtem Bauchumfang. Nimmt der Bauchumfang um 1 cm ab, erniedrigt sich der systolische Blutdruck um 1,5 mmHg. Denn im abdominellen Fettgewebe ist eine hohe Konzentration an hormonaktiven Substanzen enthalten. Hat man weniger abdominelles Fettgewebe, nimmt auch die Konzentration dieser Substanzen ab.

Bei erhöhtem Kochsalzkonsum ließ sich nachweisen, dass die Wahrscheinlichkeit, einen Schlaganfall zu erleiden, um 23 Prozent erhöht ist. Die Wahrscheinlichkeit, einen Herzinfarkt zu erleiden, ist um 17 Prozent erhöht. Bei 50 Prozent der Hypertoniker besteht eine Salzsensivität. Reduziert man das Kochsalz unter 5 g pro Tag, kommt es zu einem spontanen signifikanten Abfall des Blutdrucks.

74 Prozent der Kochsalzzufuhr finden außer Haus statt. Bei häuslicher Zubereitung liegt der Anteil der Kochsalzmenge bei nur zwölf Prozent. Dabei ist es wichtig, zwischen Natrium und Kochsalz zu unterscheiden. Natrium wird häufig auf Lebensmitteln angegeben, meist pro 100 g, manchmal auch pro Portion. Kochsalz besteht aber aus Natriumchlorid. Das bedeutet, der Natriumanteil beim Kochsalz beträgt 40 Prozent. Ist also auf einem Lebensmittel die Menge an Natrium angegeben, muss man diese mit dem Faktor 2,5 multiplizieren, um den Kochsalzgehalt zu erhalten. Das heißt, 1 g Natrium entspricht 2,5 g Kochsalz.

In Europa wird eine maximale Aufnahme unter 2000 mg Natrium pro Tag empfohlen. Das entspricht einer maximalen Aufnahme von 5 g Kochsalz pro Tag. In den USA sind die Kriterien strenger. Dort wird unter 1200 mg Natrium empfohlen, das heißt unter 3,8 g Kochsalz pro Tag. Maximal 2,3 mg Kochsalz pro Tag empfiehlt die Mayo-Klinik, USA. Die Mayo-Klinik ist, wie oben beschrieben, eine international anerkannte Klinik, an deren Empfehlungen sich Kliniken und Ärzte weltweit orientieren. Ideal für jeden Erwachsenen wären 1,5 mg oder weniger pro Tag. Als Anhaltspunkt enthält ein gestrichener Teelöffel etwa 2,3 g Salz, ein gehäufter Teelöffel etwa 6 g Salz. Dies sind Empfehlungen für Patienten mit Bluthochdruck aus den USA.

Auch Vorhofflimmern, häufig eine unmittelbare Folge von Bluthochdruck, tritt signifikant häufiger bei erhöhter Kochsalzzufuhr auf. Dies war das Ergebnis einer Beobachtungsstudie mit 470 000 Teilnehmern, die über zehn Jahre beobachtet wurden und deren Natriumausscheidung im Urin regelmäßig gemessen wurde.

Zudem führt erhöhte Kochsalzzufuhr zu erhöhten Glucocorticoidspiegeln. Das vom Körper verstärkt freigesetzte Kortison führt neben einer Schwächung des Immunsystems auch zu einer Kaskade von vaskulären Botenstoffen, die den Blutdruck erhöhen.

Die deutsche Gesellschaft für Ernährung hat sich den neueren strengeren Richtlinien aus USA noch nicht angepasst. Hier bei uns in Deutschland liegt die Empfehlung für maximalen Salzverzehr pro Tag noch bei 6 g Kochsalz. Im Durchschnitt verzehren Frauen bei uns 8,4 g pro Tag und Männer 10 g pro Tag. Damit gehört Deutschland zu den Ländern mit dem höchsten Kochsalzverzehr.

In den USA wird von der amerikanischen Gesellschaft für Herzerkrankungen (American heart association) gefordert, die Bevölkerung sollte den Verzehr von Kochsalz auf 3,75 g pro Tag (entspricht 1500 mg Natrium) reduzieren. Dort liegt der durchschnittliche Kochsalzkonsum bei 8,5 g pro Tag und steigt weiter kontinuierlich an. Hauptsächlich dafür verantwortlich sind Fertiggerichte und Brot.

Allerdings sind das allgemeine Empfehlungen und beziehen sich nur auf gesunde Menschen, die sich ausreichend bewegen können und körperlich aktiv sind und durch Schwitzen wieder ausreichende Mengen an Salz ausscheiden. Ein Leistungssportler verträgt natürlich deutlich mehr Salz als jemand, der einen Bürojob hat und überwiegend eine sitzende Tätigkeit ausübt.

Aus neueren Studien weiß man, dass Kochsalz das Mikrobiom, also die Darmflora beeinflusst. Eine erhöhte Kochsalzaufnahme reduziert die Zahl der Milchsäurebakterien im Darm, vor allem von Lactobacillus murinus. Neben der Erhöhung von Immunzellen, also dem Beginn einer Entzündung, kommt es auch zu erhöhten Blutdruckwerten. Wurde ein Joghurt mit dem oben genannten Milchsäurestamm verabreicht, normalisiert sich der Blutdruck wieder, und auch die Entzündung klingt wieder ab.

So kann man sich auch erklären, warum es Menschen gibt, die eine sogenannte Salzsensivität besitzen, andere hingegen nicht. Bei Ersteren steigt der Blutdruck bei erhöhtem Kochsalzkonsum an. In der zweiten Gruppe, die nicht salzsensitiv ist, bleibt der Blutdruck unten, trotz erhöhter Kochsalzaufnahme. Sie haben den oben genannten Milchsäurebakterienstamm, also Lactobacillus murinus, in großer Anzahl im Darm. So sind sie davor geschützt, Bluthochdruck zu entwickeln.

Ich würde Ihnen empfehlen, langsam den Salzkonsum zu reduzieren und Ihren Gaumen peu à peu daran zu gewöhnen. Wenn Sie immer einen Topf mit frischen Kräutern wie Basilikum oder Petersilie oder Koriander griffbereit stehen haben, werden Sie ganz neue und sehr leckere Aromen wie selbstverständlich kennenlernen und regelmäßig benutzen.

Es gibt bestimmte Dinge, auf die Sie bei dieser Ernährungsform verstärkt achten können. Abgepackte und vorgegarte Lebensmittel sind meist vorgewürzt, ebenso Konserven. Auf diese sollten Sie verzichten, genauso wie auf Chips, gesalzene Erdnüsse, Pommes, Fertigpizza, Wurst. Sie können sich aber gerne weiterhin selbst eine Pizza machen, eventuell auch mit Fertigteig, aber bitte ohne Salami. Kein fertiger Reibekäse, außer Mozzarella, der ungesalzen ist.

Salami ist massiv gesalzen und von daher nicht günstig. Je weniger Fertigprodukte Sie verwenden, desto besser. Am besten lesen Sie auch immer die Zutaten beim Kleingedruckten, so können Sie vieles vermeiden. Und auch beim Essen im Restaurant sollten Sie konsequent bleiben und die Regeln beherzigen. Denn ein Diätfehler ist oft mühsam wiedergutzumachen und kostet viel Zeit und Energie.

Frisches Gemüse und Obst, roh oder schonend gegart, liefern Ihnen genau die Mineralstoffe wie Kalium und z. B. Magnesium, die Ihr Körper braucht. Dabei ist die richtige Art des Garens äußerst wichtig. Niemals Kartoffeln oder anderes Gemüse in kochendem Wasser garen, hierbei gehen alle wichtigen Mineralstoffe verloren, sie werden zusammen mit dem Wasser weggeschüttet. Genau das, was unser Körper am dringendsten benötigt, landet im Abfluss. Lieber schonend mit einem Dampfeinsatz garen, der ist günstig und passt in jeden Topf. Dabei benötigt man nur wenig Wasser, und Farbe und Geschmack sowie wertvolle Inhaltsstoffe können direkt mitgegessen werden. Der Geschmack ist ein ganz anderer, Sie werden es sehen und vor allem schmecken. Salzen ist gar nicht mehr nötig, allenfalls ein paar frische Kräuter oder ein Kräuterquark dazu gegessen, das gibt ein intensives Geschmackserlebnis, Sie werden überrascht sein.

Sehr sinnvoll ist es, über zwei Wochen ein Ernährungstagebuch zu führen. Das zeigt uns genau, wann wir essen, wie viel wir essen, warum wir es tun und, auch wichtig, wie wohl wir uns anschließend fühlen. Meist dauert es vier Wochen, bis sich neue Gewohnheiten etablieren. Genau in diesem Zeitraum ist es sehr wichtig, genau Buch darüber zu führen, was uns bei neuen Speisen besonders geschmeckt hat und wie gut wir uns anschließend gefühlt haben. Das stärkt die Motivation und verfestigt die neuen Essgewohnheiten.

Eine speziell geschulte Ernährungsberaterin und auch eine begleitende Ärztin können dabei zusätzlich Hilfe und Unterstützung leisten und eine konsequente Ernährungsumstellung ermöglichen, von der Sie ein Leben lang profitieren werden.

Man sollte nie nachsalzen, sondern verstärkt Kräuter und Gewürze zum Aromatisieren der Speisen benutzen. Und wenn der Gaumen für diese Umstellung Zeit braucht, sollte man ihm diese auch geben und ein wenig Geduld haben und mit neuen Gewürzen experimentieren. Eine Prise Pfeffer statt Salz ergibt oft eine harmonische Würze neben allen anderen Kräutern.

Warum ist Salz so ungesund? Benutzten nicht alle Völker in früheren Zeiten schon Salz? Man weiß, dass die Menschen in früheren Zeiten und auch die heutigen Naturvölker deutlich weniger salzten und salzen. Durchschnittlich wurde eine Kochsalzmenge von 1 bis 2 g am Tag zu sich genommen. Bei den Völkern in Afrika ist das häufig noch heute so. Wer einmal in Kenia bei einer Kleinbauernfamilie mitgegessen hat, wird überrascht sein von der abwechslungsreichen Kost, aber ebenso ungewohnt dürfte sein, dass die Speisen dort praktisch ungesalzen sind und sehr mild.

Vor allem durch unsere Fertigprodukte, in denen sehr viel Salz enthalten ist, sind wir Europäer die Spitzenreiter im Salzkonsum. Eine Pizza mit Käse und Salami ist dafür ein deutliches Beispiel. Ebenso enthält Brot sehr viel verstecktes Salz, und wir Deutschen sind eine Brotesser-Nation!

Was ist am Salz so gefährlich? Zwei Effekte sind es, die sich bei Salz, also Natriumchlorid, und seinen Stoffwechselprodukten (Metaboliten) besonders ungünstig auf die Blutgefäße und damit auf den Bluthochdruck auswirken. Zum einen fördert Salz die Bildung von bestimmten Botenstoffen. Dies Botenstoffe bewirken, dass sich die Blutgefäße zusammenziehen und durch ihr verkleinertes Volumen einen erhöhten Druck aufbauen. Das heißt, dass das Blut mit erhöhtem Druck durch die Arterien gepumpt wird. Und genau das will man nicht. Weil genau dieser Effekt, wenn er dauerhaft anhält, zu Bluthochdruck führt.

Was erwünscht ist, ist eine Relaxation, also eine Erschlaffung und Weitstellung der Blutgefäße. Denn genau dieser Effekt senkt den Blutdruck. Durch ein erweitertes, also dilatiertes Volumen fließt das Blut mit einem niedrigeren Druck. Genau dieses Ziel wollen wir erreichen.

Und damit wären wir beim Kalium, einem weiteren wichtigen Mineralstoff und Schlüssel beim Bluthochdruck. Kalium können wir gut über die Ernährung zuführen und damit unseren Bluthochdruck günstig beeinflussen. Wir müssen nur wissen, in welchen Nahrungsmitteln genügend Kalium erhalten ist, um unseren Kaliumspiegel sinnvoll anzuheben. Ein Glas Tomatensaft am Tag, ohne Nachzusalzen natürlich, wäre schon eine gute Sache. Am besten wäre es, sich regelmäßig den Kaliumspiegel messen zu lassen und ein individuelles Ziel mit dem Hausarzt zu vereinbaren. Es ist nämlich so – und das ist der zweite negative Effekt des Kochsalz –, dass durch unsere vermehrte Kochsalzzufuhr Kalium stärker über die Nieren ausgeschieden wird. Natrium und Kalium sind sozusagen Gegenspieler. Sie sind negativ rückgekoppelt, das bedeutet, je mehr Natrium im Körper vorhanden ist, desto mehr Kalium scheidet der Körper aus und umgekehrt. Das ist wichtig für die Balance in den Zellen.

Normalerweise ist in unserem Körper also weniger Natrium und mehr Kalium vorhanden, so wie es bei allen Naturvölkern heute noch der Fall ist. Wir brauchen also nicht so viel Natrium, im Gegenteil, je mehr Natrium wir haben, desto mehr Flüssigkeit sammelt unser Körper an. Denn Natrium bindet extrazelluläres Wasser. So kann es häufig zu Wasseransammlungen im Gewebe kommen, verstärkt an den unteren Körperpartien, aber auch unsichtbar überall im Bindegewebe. Man spricht dann von Ödemen. Und damit kommt es natürlich auch zu einer Gewichtszunahme. Eine Gewichtszunahme ist also nie allein durch vermehrtes Fettgewebe bedingt, sondern besteht ebenso durch Wasseransammlung im Bindegewebe.

Vermeiden Sie also Lebensmittel mit hohem Salzgehalt und salzen Sie am Tisch nicht nach. Günstiger sind Kräuter und Kräutermischungen, Gewürze und Pfeffer.

Den Kochsalzgehalt in Lebensmitteln kann man berechnen, indem man, wie oben schon erwähnt, den Natriumgehalt, der meist in der Nahrungskennzeichnung angegeben ist, mit 2,5 multipliziert. Bei einem Natriumgehalt von beispielsweise 200 mg beträgt der Kochsalzgehalt also 200 mg x 2,5 = 260 mg.

Sie werden feststellen, dass sich Ihr Geschmackssinn mit der Zeit verändert, und Sie werden gut gewürzte Speisen den gesalzenen vorziehen. Wichtig ist, dass Sie sich etwas Zeit geben, um Ihre Geschmacksknospen langsam umzustellen. Dann werden Sie spüren, welche Geschmacksvielfalt und Intensität in frischen oder auch getrockneten Kräutern und Gewürzen steckt, und Sie werden begeistert sein und Ihre Umgebung damit anstecken. Nicht ohne Grund hat Basilikum einen Siegeszug in unsere Küchen angetreten. Auch die arabischen und asiatischen Kräuter wie Koriander, Curry, Kurkuma, Kreuzkümmel finden zunehmend begeisterte Anhänger, und das zu Recht. Auch mit einem hochwertigen, vor allem frisch gemahlenen Pfeffer lassen sich leicht der Geschmack und die Bekömmlichkeit eines Gerichtes erhöhen.

Vermeiden Sie

- Salami, Speck, Wurst allgemein
- geräucherten Schinken, geräucherten Fisch
- Schmelzkäse
- Salzgebäck, Chips
- Gemüsekonserven
- Fertigsaucen, Fertigemüse

Je weniger Natriumzufuhr, sprich Kochsalz, desto besser. Achten Sie auch auf Ihr Mineralwasser. Es sollte einen Chloridgehalt deutlich unter 300 mg pro Liter haben und einen Natriumgehalt unter 200 mg pro Liter.

Günstige Gewürzkombinationen

Hähnchen:

Ingwer, Paprika, Majoran, Oregano, Salbei, Thymian, Estragon

Fisch:

Zitrone, Senf, Paprika, Pfeffer, Curry

Kartoffeln:

Knoblauch, Zwiebel, Petersilie, Salbei, Rosmarin

Memo

Würzen Sie mit Kräutern und Gewürzen und dämpfen Sie Ihr Gemüse, statt es in Wasser zu kochen. So bleibt der Geschmack weitgehend erhalten, und auch die Vitamine und Mineralstoffe gehen nicht im Kochwasser verloren. Kaufen Sie sich einen flexiblen Einsatz, der in jeden Topf passt, geben Sie nur wenig Wasser in den Topf und garen das Gemüse so, dass es knackig bleibt.

Kalium und seine Rolle in der DASH-Ernährung

Kalium ist ein Mineralstoff, der sehr für unsere Nervenzellen wichtig ist, vor allem am Herz. Kalium beeinflusst stark die Erregungsausbreitung am Herz. Vereinfacht gesagt heißt das: Je mehr Kalium sich in der Herzzelle befindet, desto höher ist die Reizschwelle dieser Zelle. Das bedeutet, dass ein hoher Kaliumspiegel den Rhythmus des Herzschlags stabil hält. Und genau das möchte man bei Bluthochdruck. Man möchte einen stabilen Sinusrhythmus, so nennt sich der gesunde Rhythmus des Herzens, weil er vom Sinusknoten, einer bestimmten anatomischen Struktur ausgeht.

Ist das Kalium hingegen in der Zelle zu niedrig, wirkt sich das sehr ungünstig aus. Die Reizschwelle ist erniedrigt, das heißt, das Herz kann durch unterschiedliche Einflüsse sehr leicht aus dem Takt geraten. Und dann kommt es unter Umständen zu dem weiter oben schon erwähnten Vorhofflimmern – eine sehr häufige Rhythmusstörung bei Bluthochdruck. Dabei schlägt das Herz sehr unregelmäßig und oft sehr schnell, manchmal auch abwechselnd sehr schnell und sehr langsam. Diese Rhythmusstörung ist äußerst gefährlich, weil dabei das Blut nicht gleichmäßig durch die Herzkammern gepumpt wird. Die Herzkammern sind mal mehr und mal weniger gefüllt, je nachdem, wie schnell das Herz schlägt. Das führt im schlimmsten Fall zur Bildung von kleinen Blutgerinnseln, weil das Blut so unkontrolliert in den Kammern bewegt wird. Diese kleinen Blutgerinnsel können auf ihrer Wanderung durch den Körper Blutgefäße verstopfen. Wenn es dann zu einer Minderdurchblutung oder einer fehlenden Durchblutung durch einen kompletten Verschluss eines Blutgefäßes kommt, besteht die Gefahr eines Herzinfarkts oder eines Schlaganfalls.

Gerade intermittierende, also nur hin und wieder auftretende Rhythmusstörungen sind besonders gefährlich. Denn zum einen werden sie nur schwer entdeckt – oft ist das EKG beim Hausarzt oder beim Kardiologen in Ordnung und trotzdem liegt diese gefährliche Störung vor. Und zum anderen werden sie oft nicht behandelt, weil der Nachweis im EKG fehlt. Und was der Arzt nicht schwarz auf weiß sieht, kann er und darf er auch nicht behandeln. Zum Glück gibt es mittlerweile einige Uhren, die schon genannten Smartwatches, die sehr zuverlässig ein EKG aufzeichnen und auch Vorhofflimmern ziemlich sicher erkennen können. Das erleichtert das Auffinden solcher Rhythmusstörungen ungemein, und der Patient ist nicht über einen längeren Zeitraum dieser Gefahr ausgesetzt.

Vorhofflimmern ist eine der häufigsten Komplikationen bei Bluthochdruck und tritt mit großer Wahrscheinlichkeit auf, wenn der Blutdruck über einen längeren Zeitraum immer wieder Werte ab 140 erreicht.

Um sich vor dieser Gefahr zu schützen, kann der Kaliumspiegel bis auf Werte von 5,0 mg/dl angehoben werden. Dies ist eine einfache Maßnahme, um den Herzrhythmus stabil zu halten, mit und ohne Vorhofflimmern. Es ist der beste Schutz, den Sie Ihrem Herz anbieten können, wenn Sie Bluthochdruck haben. Mit geeigneter Ernährung können Sie das unterstützen, wie ich Ihnen im Folgenden noch genauer erklären werden. Auch unter Aufsicht Ihres Arztes eingenommene Kaliumpräparate können sinnvoll sein.

Die in unseren Breiten übliche Kost beinhaltet lediglich etwa 2 g Kalium täglich. Eine Erhöhung der Kaliumzufuhr mit dem Essen auf über 3 bis 4 g täglich wird von der deutschen Gesellschaft für Ernährung empfohlen und kann durch eine Steigerung der Gemüse- und Obstzufuhr erreicht werden. Kalium ist das Hauptmineral in unseren Zellen. Ändern Sie die Zubereitungsweise Ihres Gemüses und steigern Sie deutlich die Mengen – heute noch!

Beim Essen können Sie nichts verkehrt machen, zu viel Kalium durch Nahrungsaufnahme ist so gut wie unmöglich. Bei Kaliumpräparaten sollten Sie jedoch von einem Arzt überwacht werden, und es sollte regelmäßig ein Blutspiegel erhoben werden. Gerade wenn Sie zusätzlich eine Nierenerkrankung haben, ist Vorsicht geboten. Denn erkrankte Nieren können Kalium oft nicht in dem Maße ausscheiden, wie es eigentlich erforderlich wäre. Deshalb ist bei Nierenerkrankungen auch ein erhöhter Kaliumspiegel möglich.

Zu einem verstärkten Kaliummangel kann es dagegen kommen, wenn Sie sehr stark schwitzen, zu wenig trinken, wenn Sie harntreibende Medikamente nehmen (sogenannte Diuretika), wenn Sie Abführmittel benutzen oder wenn Sie unter chronisch weichem Stuhl leiden. In all diesen Fällen sollten Sie den Kaliumspiegel messen lassen.

Eine Kaliumzufuhr von 3 bis 4 g pro Tag über die Nahrung wäre ideal. Die deutsche Gesellschaft für Ernährung empfiehlt zur Prävention von Bluthochdruck und Schlaganfall 3500 bis 4700 mg Kalium pro Tag. Das könnten Sie unterstützen mithilfe von drei Kartoffeln, die mit Schale gekocht worden sind und auch so verzehrt werden. Oder mit einem Glas Tomatensaft, ohne Nachzusalzen natürlich. Oder mit drei Datteln am Tag.

Eine Übersicht über kaliumhaltige Nahrungsmittel finden sie in folgender Tabelle:

Kaliumgehalt in 100 g Gemüse oder Obst	
Weiße Bohnen, Hülsenfrüchte	1300 mg/100 g
Spinat	600 mg/100 g
Rote Bete, Artischocke, Endivie, Mangold, Feldsalat, Brokkoli, Grünkohl, Rosenkohl	421–633 mg/100 g
Kartoffel mit Schale	410 mg/100 g
Makrele	400 mg/100 g
Aprikosen, getrocknet	1300 mg/100 g
Banane	370 mg/100 g

Günstig sind auch: Petersilie, Bärlauch, Sellerie, Haferflocken (40 g pro Tag).

Memo

Achten Sie auf kaliumreiches Gemüse und Obst, gerne auch mit Schale – gut gewaschen natürlich!

Weitere wichtige Mineralstoffe der DASH-Diät

Neben Kalium sollte auch eine ausreichende Zufuhr von Magnesium und Calcium erfolgen. Diese Mineralstoffe wirken sich äußerst günstig auf den Bluthochdruck aus. Dabei sollten pro Tag 500 mg Magnesium zugeführt werden und 1250 mg Calcium. Wenn dies über die Ernährung nicht ausreichend möglich ist, bietet es sich an, dies über Mikronährstoffe zu sich zu nehmen.

Magnesiumhaltige Lebensmittel	
Weizenkleie	550 mg/100 g
Kürbiskerne	535 mg/100 g
Sonnenblumenkerne	420 mg/100 g
Amaranth	300 mg/100 g
Quinoa	240 mg/100 g
Mandeln	170 mg/100 g
Walnüsse	130 mg/100 g
Weiße Bohnen	140 mg/100 g
Haferflocken	134 mg/100 g
Naturreis	120 mg/100 g

Niedrige Magnesiumspiegel sind auch bei Kindern eng mit Hypertonie assoziiert. Als Magnesiummangel sind dabei Werte unter 1,8 mg/dl definiert. Die Wahrscheinlichkeit für Hypertonie ist dabei vor allem bei jüngeren Kindern (sechs bis zehn Jahre) fast um das Fünffache erhöht, wie eine Studie an 4000 ansonsten gesunden Kindern zeigte.

Calciumreiche Lebensmittel	
Mozzarella	632 mg/100 g
Edamer 30 Prozent	800 mg/100 g
Emmentaler 45 Prozent	1050 mg/100 g

Joghurt 1,5 Prozent	120 mg/100 g
Milch 1,5 Prozent	120 mg/100 g
Broccoli	108 mg/100 g
Fenchel	109 mg/100 g
Spinat	121 mg/100 g
Grünkohl	196 mg/100 g
Kichererbsen	124 mg/100 g
Weiße Bohnen	113 mg/100 g

Tierische Fette

Auf tierische Fette sollte man weitgehend verzichten. Wurstprodukte sind mit sehr viel unsichtbarem Fett angereichert und stark gesalzen und sollten weggelassen werden. Rotes Fleisch enthält sehr viel Cholesterin und gesättigte Fettsäuren und sollte deshalb vermieden werden.

Der tägliche Verzehr von rotem Fleisch, vor allem wenn es verarbeitet ist, ist mit einem erhöhten Risiko für eine koronare Herzkrankheit verbunden. Werden Fleischmahlzeiten durch pflanzliche Proteinlieferanten ersetzt, verringert sich dieses Risiko drastisch.

Einmal bis zweimal in der Woche kann aber Geflügel, sogenanntes weißes Fleisch, verzehrt werden. Fisch ist täglich erlaubt und eine gute Alternative. Besonders günstig sind natürlich die fettreichen, Omega-3-haltigen Fischsorten wie Sardinen, Hering, Wildlachs, Aal und eingeschränkt auch Thunfisch.

Zum Kochen, Backen und Verfeinern von Salaten sollten Olivenöl oder Rapsöl benutzt werden. Auf keinen Fall sollte Sonnenblumenöl verwendet werden, es enthält zu viele Omega-6-Fettsäuren. Kokosöl ist sehr umstritten und sollte am besten durch die oben genannten Öle ersetzt werden. Auf Butter und Sahne sollte weitgehend verzichtet werden.

Bei Milchprodukten sollte immer die fettreduzierte Variante bevorzugt werden, also maximal 1,5 Prozent Fettgehalt.

Omega-3-Fettsäuren sind sehr wichtig und halten unsere Gefäße elastisch. Man sollte sich auch zweimal im Jahr den sogenannten Omega-3-Index kontrollieren lassen, um zu wissen, ob man gut mit diesen wichtigen Fettsäuren versorgt ist. Dieser Index sollte mindestens acht Prozent betragen, dann ist von einer protektiven Wirkung auszugehen.

Gute Quellen sind fettreiche Fische wie Sardinen, Makrele, Wildlachs und Hering. Auch Algenöl und Leinöl als pflanzliche und somit vegane Alternative steht zur Verfügung.

Memo

Wenn Fette, dann sollten Sie möglichst viele Fette über Omega-3-haltige Lebensmittel zu sich nehmen. Drei Esslöffel Olivenöl pro Tag wirken stark oxidativ!
Sie können Fett einsparen, indem Sie im Ofen oder in der Grillpfanne braten bzw. beschichtete Pfannen benutzen. Fisch kann auch in wenig Brühe gedünstet werden, um Fett einzusparen.
Je mehr gesättigte Fette Sie zu sich nehmen, desto mehr steigt Ihr Blutdruck an!

Eiweiß

Eiweiß ist wichtig und sollte als gesunder Sattmacher eingesetzt werden. Dabei geht es aber nicht um das tierische Eiweiß, sondern um pflanzliches Eiweiß. Statt Kohlehydrate, wie sie in Brot, Nudeln, Kartoffeln und Pizza vorkommen, sollten pflanzliche Eiweißprodukte in Form von Hülsenfrüchten (Bohnen, Kichererbsen, Hummus, Linsen) oder eventuell auch magerer Käse verzehrt werden, um ein Sättigungsgefühl zu erreichen. Fisch ist erlaubt und eine sehr wertvolle Eiweißquelle. Weißes Fleisch in Geflügel (Huhn, Pute, Ente, Gans) darf ein- bis zweimal wöchentlich in Maßen verzehrt werden.

Eine ausreichende Eiweißmenge wirkt sich stabilisierend auf das Gewicht aus, führt zu lang anhaltendem Sättigungsgefühl, zu niedrigen Insulinspiegeln und einem ausgeglichenen Blutzucker. Herz-Kreislauf-Erkrankungen werden damit um 30 Prozent gesenkt. Gerade bei älteren Menschen ist eine ausreichende Stützmuskulatur so wichtig, um agil und sicher auf den Beinen zu bleiben!

Von der deutschen Gesellschaft für Ernährung wird eine Eiweißzufuhr von 1 g Eiweiß pro Kilogramm Körpergewicht empfohlen. Das bedeutet, wenn Sie 60 kg wiegen, sollten Sie 60 g Eiweiß, wenn Sie 80 kg wiegen, sollten Sie 80 g Eiweiß täglich zu sich nehmen. Wenn Sie also täglich drei Mahlzeiten zu sich nehmen, sollten pro Mahlzeit zwischen 20 und 25 g Eiweiß enthalten sein. Vor allem pflanzliches Eiweiß, aber auch aus Milchprodukten entweder tierischen oder pflanzlichen Ursprungs.

Ausgewählte pflanzliche Nahrungsmittel mit hohem Eiweißgehalt pro 100g	
Weiße Bohnen	22 g/100 g
Kichererbsen	20 g/100 g
Linsen	25 g/100g
Sonnenblumenkerne	21 g/100 g
Pistazien	20 g/100 g
Seitan	25 g/100 g
Mandeln	20 g/100 g
Kürbiskerne	21 g/100 g
Hanfsamen	22 g/100 g
Putenschnitzel	21 g/100 g
Quark	11 g/100 g
Joghurt	7 g/100 g
Milch	5 g/100 g

Um die biologische Wertigkeit einzelner Nahrungsmittel zu erhöhen, ist es wichtig, unterschiedliche eiweißhaltige Lebensmittel zu essen, wobei bestimmte Nahrungsmittel in Kombination besonders wertvoll sind. So bekommt ihr Körper alle essenziellen Aminosäuren, die er benötigt, und sogar noch darüber hinaus.

Empfohlene Kombinationen mit hohem Eiweißgehalt

- Eier und Milch
- Eier und Brot
- Quark und Kartoffel
- Quark und Brot
- Eier und Soja
- Bohnen und Mais

Es gibt so tolle Rezepte mit diesen Lebensmitteln, es ist auf jeden Fall einen Versuch wert, sich auf neue und gesunde Geschmackserlebnisse einzulassen!

Besonders wichtig ist es, sich den Eiweißspiegel auch regelmäßig im Blut kontrollieren zu lassen. Ihr Blutdruck und ihr Immunsystem werden sich freuen, wenn Sie Ihren Eiweißspiegel über die Ernährung gezielt etwas anheben!

Memo

Je mehr Eiweiß, desto besser! Das gilt allerdings nur für Eiweiß aus pflanzlichen Quellen.

Ballaststoffe

Ballaststoffe sind Teile der Pflanzen und des Getreides. Sie sind äußerst wichtig für unsere Darmgesundheit. Die meisten Faserstoffe sind unverdaulich und gerade deshalb für unseren Körper so wichtig.

Man kann die Ballaststoffe in lösliche und unlösliche Bestandteile unterteilen. Zum Beispiel das Pektin in Äpfeln, das sich unter der Schale befindet, ist ein löslicher Ballaststoff. Dieser wird als Futter für die sogenannten guten Darmbakterien benötigt. Diese Bakterien bilden die gesunde Darmflora und haben unter anderem eine wichtige Funktion im Immunsystem. Je mehr Futter diese wichtigen und gesund machenden Bakterien im Darm bekommen, desto stabiler ist unsere Gesundheit und wir haben ausreichend Schutz vor Allergien und Entzündungen.

Unlösliche Ballaststoffe wie Cellulose wiederum binden sehr viel Wasser. Durch das Quellen des Nahrungsbreis wird die Darmtätigkeit angeregt und die Verdauung gefördert, und das Sättigungsgefühl tritt früher ein. Man hat herausgefunden, dass 30 g Ballaststoffe pro Tag das Herzinfarktrisiko um 50 Prozent erniedrigen!

Für saubere und durchlässige Gefäße sind vor allem Guar, Psyllium und Pektin wichtig. Sie sind in der Lage, im Darm Gallensäuren zu binden. Infolgedessen bildet der Körper neue Gallensäuren und benötigt dazu Cholesterin. So wird Cholesterin gebunden und verstärkt ausgeschieden. Deshalb erniedrigen Ballaststoffe auch den Cholesterinspiegel. Ein sehr günstiger Nebeneffekt und ein Grund mehr, auf eine ausreichende tägliche Ballaststoffmenge zu achten.

Naturvölker nehmen auch heute noch durchschnittlich 100 g Ballaststoffe pro Tag zu sich, genau wie unsere Vorfahren. Ein Durchschnittseuropäer schafft meist nicht mehr als 10 bis 20 g Ballaststoffe pro Tag.

Ballaststoffe unterstützen auch das Abnehmen, da zum einen die Darmperistaltik angeregt und damit der Stoffwechsel angekurbelt wird. Zum anderen wird so viel Wasser gebunden, dass der Nahrungsbrei im Darm aufquillt. Das führt, wie schon erwähnt, zu einem lang anhaltenden Sättigungsgefühl.

Bitte steigern Sie ihre Ballaststoffmenge langsam, denn ihr Darm sollte sich langsam an die »Mehrarbeit« gewöhnen. Und seien Sie zurückhaltend mit Vollkornbrot und rohem Apfel. Beides wird als sehr gesund propagiert. Meine langjährige Erfahrung mit Patienten zeigt allerdings, dass das häufig zu Problemen führen kann. Versuchen Sie lieber dunkles Brot, das oft viel besser vertragen wird, und gedünstete statt rohe Äpfel zu sich zu nehmen.

Das Frühstück bietet sich vor allem als die Mahlzeit an, bei der der größte Ballaststoffteil des Tages problemlos zugeführt werden kann. Meiner Erfahrung nach werden Haferflocken, Haferkleie, Leinsamen und zum Beispiel Weizenkeime sehr gut vertragen, auch von darmsensiblen Patienten. Ebenso günstig sind Flohsamenschalen. Sie enthalten vor allem in ihrer Schale wasserlösliche Ballaststoffe und sorgen damit für eine gesunde Darmflora. Medizinisch untersucht werden aktuell ihre cholesterinsenkende, blutzuckerstabilisierende und appetitzügelnde Wirkung. Bereits beim Frühstück können Sie also Ihren Bedarf an Ballaststoffen zum großen Teil schon abdecken.

Mittags können Sie neben der Gemüsebeilage mit einem kleinen Salat, in dem sehr viel Cellulose enthalten ist, ihre Ballaststoffmenge unkompliziert erhöhen. Zusätzlich Sonnenblumenkerne oder Kürbiskerne oben drauf gestreut verbessern den Geschmack und erhöhen die Ballaststoffmenge nochmals.

Abends sollten Sie eher zurückhaltend mit Ballaststoffen sein. Denn zu dieser Tageszeit werden Ballaststoffe oft nicht gut vertragen und führen häufig zu Blähungen.

Wie wichtig diese Stoffe für unseren Körper sind, zeigt auch, dass die deutsche Gesellschaft für Ernährung eine eindeutige Empfehlung ausspricht. Sie empfiehlt eine ausreichende Menge an Ballaststoffen, nämlich 30 g pro Tag, da sie eine gesundheitsfördernde Wirkung auf Adipositas (Übergewicht), Bluthochdruck, koronare Herzkrankheit und Fettstoffwechselstörungen ausübt. Und sie schützen vor Darmkrebs.

Durch eine ausreichende Ballaststoffmenge wird der pH-Wert im Darm gesenkt, das Säure-Basen-Gleichgewicht verändert sich, sodass ein leicht saures Milieu entsteht. Das führt wiederum dazu, dass der Darm weniger anfällig für krankheitserregende Bakterien ist. Ballaststoffe üben also eine große Schutzwirkung in unserem Darm aus und sind unverzichtbar für ein gesundes Immunsystem. Zudem wird der Stuhlgang weicher, und der Darm wird entlastet. Damit beugt man auch sehr gut der Divertikelerkrankung vor, der sogenannten Divertikulose bzw. Divertikulitis, wenn es sich um ein akut entzündliches Geschehen handelt. Denn diese Darmtaschen entstehen häufig durch eine zu träge Darmpassage. Vereinfacht gesagt wird das Bindegewebe des Darms durch harten Stuhl aufgedehnt, wodurch sich Ausstülpungen in der Darmwand bilden, sogenannte Divertikel. Diese können sich dann immer wieder entzünden durch Stuhl, der in diesen Taschen hängenbleibt.

Ballaststoffe verlangsamen zudem die Zuckeraufnahme im Darm und verhindern dadurch einen raschen Blutzuckeranstieg und -abfall, was sonst häufig zu sogenannten Heißhungerattacken führt.

Hier eine Übersicht über einige sehr ballaststoffreiche Lebensmittel:

Ballaststoffe pro 100 Gramm	
Weizenkleie	45 g
Leinsamen	38,6 g
Chiasamen	34,4 g
Weiße Bohnen	23,2 g
Pflaumen, getrocknet	18,8 g
Weizenkeime	17,7 g
Aprikose, getrocknet	17,3 g
Haferkleie	15 g
Linsen, Erbsen	17,1 g
Kichererbsen	15,5 g
Haferflocken	10 g

Das bedeutet, mit 200 g Haferflocken und 50 g Leinsamen haben Sie bereits den Ballaststoffbedarf eines Tages gedeckt und beeinflussen ihr Mikrobiom positiv.

Vollkornmehl enthält dreimal so viele Ballaststoffe wie helles Auszugsmehl. Beim Obst stehen Beeren ganz vorn, also zum Beispiel Heidelbeeren mit 5 g Ballaststoffen pro 100 g. Aber das ist natürlich kein Vergleich zu oben genannten Nahrungsmitteln.

Beim Gemüse kann ein Anhaltspunkt sein: je fester, desto mehr Ballaststoffe sind enthalten. So enthalten beispielsweise Paprika, Möhren und Fenchel deutlich mehr Ballaststoffe als wasserhaltige Gemüse wie Zucchini oder Gurke. Allgemein kann man festhalten: Lösliche Ballaststoffe befinden sich vor allem in Gemüse und Obst und stellen damit einen Grundpfeiler unserer Darmgesundheit dar.

Wasserlösliche Ballaststoffe dienen also den Dickdarmbakterien als Nahrung und können von ihnen vollständig abgebaut werden. Die durch den Abbau entstehenden kurzkettigen Fettsäuren fördern die Darmmotorik. Wasserunlösliche Ballaststoffe wie zum Beispiel Zellulose und Lignin werden dagegen weitgehend unverdaut wieder ausgeschieden. Sie können das bis zu Hundertfache ihres Eigengewichtes an Wasser binden und aufquellen. Deshalb sind sie unersetzlich für eine gesunde Darmmotorik und verhindern Verstopfung.

Unlösliche Ballaststoffe befinden sich vor allem in Getreide und Hülsenfrüchten. Sie sind äußerst wichtig für die Konsistenz unseres Stuhlgangs und regeln unter anderem den Flüssigkeitsgehalt im Darm.

Besonders hervorzuheben bei den Ballaststoffen sind die Flohsamen. Ihre Schalen enthalten eine hohe Konzentration an löslichen Ballaststoffen. Auch hier konnte man eine cholesterinsenkende, blutzuckerstabilisierende und sogar appetitzügelnde Wirkung nachweisen. Neben ihrer starken Quellwirkung haben sie auch sättigende Eigenschaften, wenn sie eine halbe Stunde vor der Mahlzeit eingenommen werden. Wichtig ist immer die ausreichende Flüssigkeitsaufnahme, die zeitgleich erfolgen sollte.

Memo

So viel Ballaststoffe wie möglich, mindestens 30 g am Tag. Am besten schon mit dem Frühstück beginnen!

Weitgehender Verzicht auf Genussgifte

Die DASH-Diät empfiehlt, weitgehend auf Alkohol zu verzichten, da nachgewiesen wurde, dass Alkohol den Blutdruck deutlich ansteigen lässt.

Allgemein sollte bei Männern eine tägliche Alkoholmenge von entweder 0,5 l Bier oder 0,25 l Wein nicht überschritten werden. Frauen sollten maximal 250 ml Bier oder 150 ml Wein täglich trinken.

Eine herzgesunde Menge an Wein, sprich 150 ml Rotwein – das gilt für beide Geschlechter –, wäre die ideale Menge, um das kardiovaskuläre Risiko zu senken. Dafür sorgen die im Wein enthaltenen Polyphenole, also sekundäre Pflanzenstoffe, die im Übrigen auch im Traubendirektsaft (natürlich ungezuckert) enthalten sind. Alles, was darüber hinausgeht, schadet dem Herzen und führt über eine vermehrte Kalorienzufuhr auch immer zur Gewichtszunahme.

Ebenso sollte auf Nikotin verzichtet werden.

Kaffee in Maßen ist erlaubt, es sollten allerdings nicht mehr als zwei bis drei Tassen pro Tag sein. Koffeinmengen von vier bis sechs Tassen am Tag sind in jedem Fall zu viel und sollten reduziert werden.

Vor allem Kaffee-sensible Typen sollten mit der Zufuhr von Koffein sehr zurückhaltend sein. Am besten messen Sie den Blutdruck vor dem Kaffeegenuss und eine halbe Stunde danach. So können Sie sehen, welche Auswirkungen das Koffein auf Sie persönlich hat. Wenn der Blutdruck signifikant in die Höhe schnellt, dann gehören Sie zu den Kaffee-sensiblen Typen und sollten den Verzehr einschränken.

Wenig Industriezucker

Auf Industriezucker in Fertigprodukten und Süßigkeiten sollte man verzichten. Sinnvoll wäre, sich eine Alternative zum Süßen zu suchen. Es gibt zum Beispiel Kokosblütenzucker, der trotz seiner Kalorien den Blutzucker nicht so in die Höhe schießen lässt. Daneben gibt es Erythrit oder noch besser natürliche Alternativen wie Honig oder Ahornsirup.

Memo

Auf Industriezucker verzichten und gesunde Alternativen finden!

Tägliche Kalorienaufnahme

Bei der DASH-Diät wird eine Kalorienaufnahme von 1500 bis 2300 kcal pro Tag empfohlen. Das hängt ganz von Ihrer körperlichen Betätigung während des Tages ab. Wenn Sie abnehmen wollen, sollten Sie nicht mehr als 1500 kcal täglich zu sich nehmen. Dies ist natürlich nur als Richtwert gedacht und abhängig von Grundumsatz, Alter, Gewicht und Körpergröße, Muskelmasse, Geschlecht und Gesundheitszustand.

Wer nach 18 Uhr größere Mahlzeiten zu sich nimmt, tut seinem Herz keinen Gefallen. Mit jedem Prozent der täglichen Kalorien, das abends verzehrt wird, steigt die Wahrscheinlichkeit für pathologische Blutdruck- und Blutzuckerwerte ebenso wie der Body-Maß-Index.

Was senkt den Blutdruck?

- Möglichst unverarbeitete Lebensmittelöle mit ungesättigten Fettsäuren, z. B. Rapsöl oder Olivenöl
- Frischer Fisch und wenig weißes Fleisch (max. ein- bis zweimal in der Woche), mit wenig Salz gewürzt
- Mineralwasser und ungesüßte Kräuter- und Früchtetees
- So oft wie möglich frisch kochen und mit Kräutern und Pfeffer statt mit Salz würzen
- Fünf Portionen Gemüse und Obst pro Tag
- Gesunde Lebensmittel langsam zu jeder Mahlzeit zufügen, erst dann ungesunde Mahlzeiten ersetzen oder weglassen

Was erhöht den Blutdruck?

- Besonders fett- und zuckerreiches Essen
- Erhöhter Salzkonsum
- Gepökeltes und geräuchertes Fleisch (genau wie Fisch)
- Viel Wurst und Käse
- Fast Food, Frittiertes und industriell hergestellte Süßigkeiten
- Häufiger Alkoholkonsum
- Größere Mahlzeiten nach 18 Uhr

Das Ernährungstagebuch

Als hilfreich hat sich das Führen eines Ernährungstagebuchs über mindestens 14 Tage erwiesen.

Darin werden alle Mahlzeiten aufgeführt, die gegessen wurden, und ebenso der Zeitpunkt der Mahlzeit. Es ist wichtig, nach den Mahlzeiten anzugeben, wie man sich anschließend fühlt. Stellen sich Müdigkeit und Völlegefühl ein? Bestehen Bauchschmerzen, Blähungen oder Aufstoßen? Oder fühlt man sich satt, ohne ein Völlegefühl zu entwickeln, und verspürt ein angenehmes und zufriedenes Wohlbefinden? Je mehr man auf seinen Körper achtet, desto besser kann man Zusammenhänge erkennen und sehen, ob bestimmte Nahrungsmittel oder eine zu große Menge bestimmter Nahrungsmittel immer wieder Probleme bereiten und zu Unwohlsein führen.

Ebenso zielführend ist es, nach Zwischenmahlzeiten zu notieren, aus welchem Grund gegessen wurde. Dabei sollte man ganz ehrlich sich selbst gegenüber sein und sich fragen, ob wirklich Hunger der Grund war oder Gewohnheit oder Ärger, Frust oder vielleicht auch Langeweile.

Es ist enorm wichtig, wenn irgendwie möglich zwischen den Mahlzeiten vier Stunden nicht zu essen. Die Mahlzeiten sollten so sättigend sein und einen gleichmäßigen Glucosespiegel ermöglichen, dass diese Pause gut ausgehalten werden kann. Dies schafft man über eine ausreichende Menge an Ballaststoffen bzw. über ausreichend pflanzliches Eiweiß. Kohlehydrate sollten als Sattmacher durch diese viel sinnvolleren Energieträger ersetzt werden.

Entscheidende Merkmale des Ernährungstagebuchs

Wichtig

- 12-14 Stunden Pause nachts (wenn möglich)
- Vier bis fünf Stunden Pause zwischen den Mahlzeiten
- Zwei bis drei Hauptmahlzeiten

Dokumentation

Hauptmahlzeiten

- Uhrzeit
- Was habe ich gegessen?
- Wie habe ich mich anschließend gefühlt?

Zwischenmahlzeiten

- Uhrzeit
- Was habe ich gegessen?
- Warum habe ich gegessen? (Gewohnheit, Ärger, Langeweile, Hunger)
- Welche (möglichst pflanzliche) Eiweißquelle habe ich meiner Mahlzeit zugefügt? (bitte bei jeder(!) Mahlzeit notieren)

Siehe angefügten Ernährungsplan am Ende des Buches.

Tägliche Kalorienaufnahme begrenzen

Bei der DASH-Ernährung wird empfohlen, zwischen 1500 und 2300 kcal zu sich zu nehmen. Wer abnehmen möchte, der sollte nicht mehr als 1500 kcal pro Tag zu sich nehmen. Dies entspricht einem Richtwert und ist abhängig von verschiedenen Kenngrößen. Dazu zählen unter anderem das Alter, Geschlecht, Grundumsatz, Körpergewicht und Körpergröße und die Muskelmasse. Man kann sich individuell seinen Bedarf an Kalorien ausrechnen. Hilfreich sind dabei digitale Programme wie Smart-Rechner.

Patientenbeispiel:
Ich habe die Erfahrung gemacht, dass meinen Patienten relativ leichtfiel, auf diese Ernährungsform umzustellen. Zudem empfinden sie die Rezepte als Bereicherung in ihrem Alltag. Auch ins Berufsleben lässt sich diese Kostform sehr gut integrieren. Es muss auf vieles nicht verzichtet werden, allein die Menge spielt eine große Rolle.
So ist es zum Beispiel einer Patientin von mir sehr gut gelungen, entsprechende Mahlzeiten zu Hause vorzubereiten und sie dann als Lunchbox mit in die Arbeit zu nehmen. Günstig ist auch, am Wochenende eine große Menge Reis, Bohnen, Linsen oder Hirse vorzukochen und dann während der Woche mit kurz gebratenem Gemüse oder Fleisch bzw. Fisch zu kombinieren. Gesundes kann auch schnell gehen und muss keinen zusätzlichen Aufwand bedeuten, im Gegenteil.

Zusammenfassung

1. Die DASH-Ernährung ist eine langfristige Ernährungsumstellung, keine Diät auf Zeit.

2. Die DASH-Ernährung ist für jeden geeignet. Sei es zur Vorbeugung oder auch Therapie von Erkrankungen wie Bluthochdruck, Diabetes und erhöhten Blutfetten.
3. Auf Salzkonsum sollte weitgehend verzichtet werden.
4. Wichtig ist eine Vielzahl von Gemüse und Obst, um reichlich Vitamine und Mineralien zu sich zu nehmen. Entscheidend sind dabei vor allem Magnesium und Kalium.
5. Nutzen Sie gesunde Fette und Öle.
6. Wichtig ist dabei der Omega-3-Index (Verhältnis von Omega-3-Fettsäuren zu Omega-6-Fettsäuren).
7. Nehmen Sie reichlich Ballaststoffe zu sich. Empfehlung: 30 g pro Tag
8. Tierisches Fett sollen Sie möglichst vermeiden. Kein rotes Fleisch (Schwein, Rind, Lamm). Maximal zweimal pro Woche weißes Fleisch (Geflügel wie Hühnchen, Pute, Ente), naturbelassenes Wild, Fisch.
9. Sie sollten möglichst täglich pflanzliches Eiweiß essen, in Form von Hülsenfrüchten wie Bohnen, Erbsen, Linsen, Kichererbsen. Soja sollten Sie nur begrenzt zu sich nehmen.
10. Butter und Sahne sollten sie möglichst sparsam verwenden.
11. Bevorzugen Sie fettarme Kuhmilchprodukte oder Pflanzenmilch (Hafermilch ungesüßt, Mandelmilch, Kokosmilch).
12. Verzichten Sie auf Genussgifte wie Alkohol und Rauchen. Kaffee in Maßen (maximal zwei bis drei Tassen pro Tag).
13. Gehen Sie sparsam mit Zucker um. Verzichten Sie auf Süßigkeiten und Fertigprodukte. Greifen Sie stattdessen zu Obst, Trockenobst in Maßen, ggf. Kokosblütenzucker, Zartbitterschokolade.
14. Begrenzen Sie Ihre tägliche Kalorienaufnahme auf 1500 kcal bis 2300 kcal.

Wochenplan nach DASH-Ernährung

Tag 1	
Frühstück	◆ 100 g Haferflocken bzw. 3 bis 4 Esslöffel ◆ Eine Handvoll Nüsse oder Kerne ◆ 200 ml fettarme Milch oder 1 Magerjoghurt ◆ 2 TL Leinöl ◆ Honig, Beeren ◆ 2 Tassen Tee oder 1 Tasse Kaffee
Mittagessen	◆ Gemüsepfanne (z. B. Karotten und Bohnen) mit Naturreis und Hühnerbrustfilet ◆ Nachtisch: 1 Apfel
Abendessen	◆ Gemischter Salat (Tomaten, Gurken, Frühlingszwiebel, Paprika) mit Dressing aus Olivenöl, Zitronensaft und gemischten Kräutern ◆ 1 Scheibe dunkles Brot - alternativ 1 Scheibe Knäckebrot oder 2 gekochte Eier
Zwischenmahlzeit	◆ Gemüserohkost (Karotten, Gurken, Paprika) mit Kräuterquark als Dip

Tag 2	
Frühstück	◆ Spiegelei mit Kräutern (Petersilie) und 1 Scheibe Roggenbrot ◆ 1 Magerjoghurt ◆ 1 Tasse Gewürztee (ayuverdische Kräuterteemischung)
Mittagessen	◆ Gemischter Salat aus Römersalat, Tomate und Gurke mit Kräuterdressing ◆ Dazu 1 große Ofenkartoffel
Abendessen	◆ Magerquark mit Honig, Nüssen und Beeren
Zwischenmahlzeit	◆ Cashewkerne ungesalzen oder selbst gemachte Energiekugeln (z. B. aus Datteln, Nüssen und Backkakao)

Tag 4	
Frühstück	◆ Haferbrei (Porridge) ◆ 100 g Haferflocken mit Magermilch oder Pflanzenmilch und etwas Wasser aufkochen, Honig dazugeben, mit ein paar Heidelbeeren verfeinern ◆ Frisch gepresster Orangensaft oder Tee
Mittagessen	◆ Dinkelnudeln oder Reisnudeln ◆ Tomatensauce aus gedünsteten Zwiebeln und Tomaten ◆ Verfeinert mit Basilikum und Pfeffer ◆ Nachtisch: Obst der Saison
Abendessen	◆ Kleine Gemüsepfanne Ratatouille mit Zucchini, Aubergine, Tomate, mit Kräutern würzen (Oregano, Thymian) ◆ 1 Scheibe Roggenbrot
Zwischenmahlzeit	◆ Gemüsesticks mit Magerquark und frischer Kresse

Tag 5	
Frühstück	◆ Omelett mit Zwiebeln und Champignons ◆ 1 Scheibe Roggenbrot ◆ 1 Apfel ◆ 1 Chai latte (ayuvedischer Gewürztee mit etwas fettarmer Milch oder Pflanzenmilch)
Mittagessen	◆ Gedünstetes Gemüse (z. B. Brokkoli) ◆ 60 g Naturreis ◆ 1 Magerjoghurt ◆ Klein geschnittene Zwiebel, Kräuter (Oregano, Schnittlauch)
Abendessen	◆ Selbst gemachte Guacamole aus Avocado mit Limettensaft mit Tomaten, Zwiebeln, evtl. Knoblauchzehe, Olivenöl, Pfeffer
Zwischenmahlzeit	◆ Obst der Saison / Trockenobst (getrocknete Aprikosen)

Tag 6	
Frühstück	◆ 100 g Haferflocken, mit Milch und etwas Zimt und Kakaopulver aufkochen ◆ 1 Banane hineinschneiden ◆ Zum Trinken 1 Tasse Gewürz-Chai
Mittagessen	◆ 50 g Möhren ◆ 50 g Staudensellerie ◆ 200 g Fischfilet (z. B. Kabeljau) mit dem Gemüse dünsten ◆ 60 g Naturreis ◆ Nachtisch: 1 Stück Obst (z. B. 1 Pfirsich)
Abendessen	◆ Gemischter Salat ◆ Tomaten, Gurke, Radieschen, Kichererbsen ◆ Selbst gemachtes Kräuterdressing ◆ 1 Scheibe Roggenbrot
Zwischenmahlzeit	◆ Walnüsse, Beeren

Praktische Tipps

- Salzhaltige Nahrungsmittel vermeiden (Salami, Rohschinken wie Südtiroler Schinken, Serrano-Schinken, Parmaschinken), dafür gekochten Schinken, Hühnerbrust, Putenbrust
- Blutdrucksalz statt normalem Salz verwenden
- Salzhaltige Käse wie alte gereifte Sorten (Parmesan, alter Gouda) durch Hüttenkäse, Frischkäse oder Mozzarella ersetzen
- Gemüse mit Schale dünsten oder im Ofen backen (Kartoffeln, Süßkartoffeln, Karotten)
- Tomatensaft, Rote-Bete-Saft oder Orangensaft zu einem leichten Abendessen trinken
- Hibiskustee trinken
- Als abendlicher Snack: eine Rippe dunkle Schokolade (70 bis 85 Prozent) und geröstete Haselnüsse oder Cashewkerne (eine Handvoll)

Günstige Ernährungsformen neben der DASH-Ernährung

Mediterrane Kost

Viel Olivenöl (bis zu vier Esslöffel pro Tag), Gemüse, Obst, Fisch, Geflügel, Nüsse (30 g am Tag) und Getreide sind Bestandteil der sogenannten Mittelmeerküche. Wenig rotes und verarbeitetes Fleisch, wenig Milchprodukte und mäßiger Genuss von Wein, so verbessert man sämtliche kardiovaskulären Risikofaktoren und Oxidationsprodukte. Es kommt zu einer Verbesserung des Glucosestoffwechsels und der Insulinresistenz sowie nachgewiesenermaßen zu einer Gewichtsabnahme und Rückgang des Übergewichtes (Adipositas).

Natives Olivenöl extra vergine, das rein mechanisch gepresst wurde, enthält besonders viele antioxidative und antientzündliche Eigenschaften. Deshalb sollte es bevorzugt nicht erhitzt genossen werden.

Neben dem Blutdruck wird bei dieser Ernährungsform auch der Diabetes, Fettstoffwechselstörungen und der Body-Mass-Index günstig beeinflusst.

Vegetarische Ernährung

In Studien hat sich gezeigt, dass der Verzicht auf Fleisch den systolischen Blutdruck um 5 bis 7 mmHg und den diastolischen Blutdruck um 2 bis 5 mmHg senkt. Eine vegetarische Ernährung beinhaltet Elemente der DASH-Diät und trägt zudem zur Gewichtsabnahme bei. Diese hat wiederum eine blutdrucksenkende Wirkung. Zudem salzen Vegetarier weniger, was ebenfalls zu einer Senkung des Blutdrucks führt.

Körpergewicht reduzieren – Blutdruck senken

Menschen mit Übergewicht haben sechsmal häufiger erhöhten Blutdruck als Menschen ohne Übergewicht. So bewirkt eine Gewichtsabnahme um 1 kg eine Senkung des Blutdrucks um 1 bis 2 mmHG. Bei einer Gewichtsabnahme von 10 kg wird der Blutdruck also um 10 bis 20 mmHg systolisch und um 10 mmHg diastolisch gesenkt. Eine Gewichtsreduktion in dieser Größenordnung wirkt also stärker als ein einzelnes Blutdruckmedikament. Häufig kann dann auch die Medikamenteneinnahme reduziert werden – ein sehr positiver Nebeneffekt neben der allgemeinen Zunahme der Lebensqualität.

Auch ein erhöhter Bauchumfang korreliert mit einem erhöhten kardiovaskulären Risiko. Bei Frauen besteht ab einem Bauchumfang von 88 cm ein signifikant erhöhtes Risiko für Bluthochdruck und bei Männern ab 102 cm. Dabei sollte der Umfang an der dicksten Stelle gemessen werden. Am einfachsten mit einer Schnur, die dann auf einen Meterstab gelegt wird, oder einem herkömmlichen Maßband.

Deshalb wird für Menschen mit Bluthochdruck die DASH-Ernährung empfohlen bzw. die Mittelmeerkost.

Die Zusammensetzung der Ernährung sollte salzarm, kaliumreich und ballaststoffreich sein. Pflanzliche Eiweiße spielen eine große Rolle. Rotes Fleisch sollte vermieden werden. Es schädigt die Darmflora, und entzündungsfördernde Substanzen gelangen ins Blut. Ohne rotes Fleisch sinkt das kardiovaskuläre Risiko signifikant bereits nach dreißig Tagen.

Auch Ballaststoffe sind bei diesen Ernährungsformen verstärkt enthalten. Denn durch die Ballaststoffe entsteht eine wichtige kurzkettige Fettsäure, die sogenannte Propionsäure. Propionsäure wirkt wie ein schützendes Medikament auf den Organismus. Es wirkt direkt auf das Immunsystem und beruhigt entzündliche Prozesse. Über den Umweg über das Immunsystem wirkt Propionsäure protektiv (schützend) auf Herz und Gefäße. T-Helferzellen werden beruhigt und reduziert. Diese befeuern entzündliche Prozesse und verursachen so auch Bluthochdruck.

Das Mikrobiom spielt ja beim Abnehmen eine besondere Rolle. So weiß man, dass probiotische und Propionsäure-produzierende Bakterien in Zusammenhang mit weniger Übergewicht und weniger Zuckerkrankheit verknüpft sind. Diese Bakterien, die Propionsäure (also Buttersäure) produzieren, kann man durch gezieltes und häufigeres Essen von Ballaststoffen deutlich vermehren.

Interessant ist, dass zum Beispiel der tägliche Verzehr von einer Handvoll Walnüssen (ca. 43 g) die Vermehrung dieser günstigen Bakterien fördert und das Mikrobiom signifikant verändert. Dabei wird als Nebeneffekt das sogenannte schlechte Cholesterin um fünf Prozent gesenkt.

Greifen Sie also zu Ballaststoffen, sie werden Ihnen das Abnehmen leichter machen. Vor allem beim Frühstück ist es sinnvoll, möglichst viel der empfohlenen 30 g pro Tag zu sich zu nehmen. Mit Haferflocken, Bio-Weizenkleie, geschroteten Leinsamen und Walnüssen gelingt Ihnen das ganz leicht. Zusammen mit Obst und einem Milchprodukt können Sie daraus in kurzer Zeit ein leckeres Müsli und eine gesunde Basis für den ganzen Tag zaubern. Es lohnt sich in jedem Fall, etwas Neues auszuprobieren, noch dazu schmeckt es sehr lecker.

Neben der Ernährung ist natürlich auch die regelmäßige Bewegung für ein normales Körpergewicht entscheidend.

Die WHO empfiehlt 150 Minuten körperliche Bewegung pro Woche, das bedeutet zweieinhalb Stunden Bewegung über die Woche verteilt. Wenn Sie also fünfmal die Woche dreißig Minuten gehen, dann hätten Sie die empfohlene Menge an Bewegung erreicht.

Folgende Ausdauersportarten verbrauchen unterschiedliche Mengen an Energie in kcal pro Stunde:

Walking	300-400
Gehen	100
Wandern	300
Joggen	700-750
Radfahren (15 km/h)	400

Jeder kann anhand des Body-Mass-Index ausrechnen, ob er bei seinem Körpergewicht im Bereich der Norm liegt. Entscheidend hierbei ist das Körpergewicht bezogen auf die Körpergröße.

Sollten Sie übergewichtig sein und Bluthochdruck haben, lohnt sich jedes Kilo, das Sie abnehmen. Sie werden sehen, welch großen Einfluss das Körpergewicht auf den Bluthochdruck hat. Plötzlich ist ein schwer einzustellender Bluthochdruck mit wiederholten Spitzen ganz einfach mit gleichmäßigen Blutdruckwerten einzustellen. Die Dosis Ihrer Medikamentendosis reduziert sich spürbar. Sie fühlen sich wohler, kommen leichter in Bewegung und sind belastbarer. Sie spüren kein Herzklopfen oder Atemnot mehr bei leichter körperlicher Betätigung.

Ihr Lebensmut kehrt zurück, Sie fühlen sich viel leichter und haben ihr kardiovaskuläres Risiko deutlich reduziert. Welch eine Veränderung in die richtige Richtung! Gefäßveränderungen, die vielleicht schon vorhanden sind, können sich zurückbilden. Entzündungsprozesse werden gestoppt, und Gefäßwände haben die Chance, wieder elastischer zu werden.

Gehen Sie es an, es lohnt sich in jedem Fall! Behalten Sie die Geduld und einen langen Atem, jeder kleine Schritt nach vorne zählt, und auch kleine Rückschritte sind ganz normal. Eine Änderung und Besserung hin zu Ihrem Normalgewicht verläuft in sanft aufsteigenden Wellen. Es gibt Auf- und Abwärtsbewegungen, doch Sie sollten das Ziel nie aus den Augen verlieren.

Sie haben es in der Hand – Ihr Leben, Ihre Gesundheit, Ihr Wohlbefinden! Nehmen Sie sich wichtig, kommunizieren Sie es nach außen. Veränderung braucht Unterstützung und Wohlwollen. Alle, denen Sie wichtig sind, werden sie rückhaltlos unterstützen und stärken. Genau solche Menschen brauchen Sie jetzt, ein Austausch darüber ist sehr förderlich.

Menschen, die Ihnen bei dieser Veränderung im Wege stehen oder Ihre Bemühungen untergraben, sind in dieser Zeit hingegen nicht hilfreich für Sie. Sie sollten sich von ihnen eher fernhalten bzw. sich distanzieren. Diese Menschen haben ihre eigenen Gründe in ihrem Lebenslauf, warum sie Ihnen keine Unterstützung geben können. Erwarten Sie von ihnen nichts, es steckt oft keine böse Absicht dahinter.

Bei einer Gewichtsabnahme bis zum normalen Body-Mass-Index schafft man es oft, dass man weniger Medikamente einnehmen muss. Außer der Blutdrucksenkung hat eine Senkung des Gewichts den positiven Effekt, dass sich der Zucker- und Fettstoffwechsel verbessern, der Herzschlag langsamer wird und sich eine Herzmuskelverdickung besser zurückbilden kann.

Geben Sie Gas, fangen Sie heute an und ein neues Leben beginnt – versprochen!

Patientenbeispiel:
Ein Patient, Ende 40, Manager, hatte durch zahlreiche Geschäftsreisen und berufsbedingte Restaurantbesuche über die Jahre ein deutliches Übergewicht aufgebaut und litt sehr darunter. Sein langjähriger Bluthochdruck war mit drei Medikamenten befriedigend eingestellt. Zudem litt er an Herzrhythmusstörungen und musste täglich rhythmusstabilisierende Medikamente einnehmen. Als ich ihm zu einer Gewichtsabnah-

me riet, veränderte er konsequent sein Ernährungsverhalten und orientierte sich dabei an der DASH-Ernährung. Trotz regelmäßiger Restaurantbesuche schaffte er es, sich konsequent kalorienärmer und gesunder zu ernähren, und nahm 20 Kilo ab. Er gewann deutlich an Lebensqualität und erzählte mir ganz glücklich darüber. Nicht nur seine Blutdruckwerte hatten sich signifikant verbessert, auch sein Reflux war verschwunden, unter dem er vor allem nachts regelmäßig gelitten hatte.

Für ihn hat ein neues Leben begonnen. Die positiven Auswirkungen auf seinen Alltag stärken ihn so sehr, dass er sich konsequent an seine neue Ernährungsweise hält und diese auch nicht mehr missen möchte.

Zusammenfassung

1. Legen Sie ein persönliches Ziel für Ihr Wunschgewicht fest. Versuchen Sie dabei, Schritt für Schritt einen normalen Body-Mass-Index anzustreben.
2. Informieren Sie sich über die DASH-Ernährung bzw. über die Mittelmeerkost. Besorgen Sie sich entsprechende Bücher oder recherchieren Sie in Ruhe im Internet.
3. Überlegen Sie sich, die Unterstützung eines zertifizierten Ernährungsberaters hinzuzuziehen.
4. Legen Sie für sich einen geeigneten Zeitrahmen fest.
5. Setzen Sie in dieser Zeit die Priorität auf die Ernährung. Das kostet viel Zeit und Energie. Das beste Investment für Ihre gesundheitliche Zukunft!
6. Suchen Sie sich eine realisierbare Möglichkeit regelmäßiger Bewegung. Täglich eine halbe Stunde zu Fuß bzw. zweimal 15 Minuten zur Arbeit und von der Arbeit zurück wäre schon ideal.

7. Fahren Sie andere Aktivitäten herunter, konzentrieren Sie sich in diesem Zeitraum ganz auf ihr fokussiertes Ziel. Das hat für Sie jetzt oberste Priorität.

Wenn Sie neben Bluthochdruck auch an Diabetes mellitus Typ II leiden, dann gibt es für Sie ein Medikament, das den Blutzuckerspiegel senkt und ein anhaltendes Sättigungsgefühl vermittelt. Dieser sogenannte GLP-1-Agonist bewirkt eine verzögerte Magenentleerung. Heißhungerattacken kommen praktisch nicht mehr vor. Mit diesem Medikament könne Sie Gewicht verlieren und bis zu 17 Prozent ihres Körpergewichts verlieren. Im Handel heißen diese Substanzen z. B. Ozempic oder Trulicity. Sie werden sehr gut vertragen, man muss sie allerdings einmal in der Woche unter die Haut spritzen, vergleichbar einer Heparinspritze.

Körperliche Bewegung

Richtig dosiert und individuell angepasst hat körperliche Betätigung einen maßgeblichen Einfluss auf die Höhe des Blutdrucks.

Die Frage, ab welchem Minimum an Bewegung ein signifikanter Effekt auf die Mortalität, also die Sterblichkeitsrate, erzielt werden kann, wurde in Studien untersucht. Ab einer leichten Aktivität von 15 Minuten am Tag oder 105 Minuten pro Woche ergab sich im Vergleich zu Inaktivität eine signifikante Verminderung der Sterblichkeit und eine um drei Jahre verlängerte Lebenserwartung. – Wer möchte das nicht? Jede weitere Viertelstunde am Tag reduziert das Sterberisiko weiter.

Grundsätzlich sollten Ausdauer, Kraft, Beweglichkeit und Koordination trainiert werden, beginnend mit leichten gymnastischen Übungen und dynamischen Dehnungen zum Aufwärmen.

Der Trainingsumfang richtet sich nach körperlicher Verfassung, gesundheitlichen Einschränkungen und dem Alter.

Regelmäßiges körperliches Training senkt bei hypertonen Patienten den Blutdruck signifikant. Das Sterblichkeitsrisiko sinkt, es werden weniger Cortisol und Adrenalin ausgeschüttet, und es kommt zu einer Verbesserung der Durchblutung im ganzen Körper. Bei Patienten mit koronarer Herzerkrankung brachte die regelmäßige Teilnahme an Herzsportgruppen eine Verminderung des Mortalitätsrisikos um 40 Prozent.

Die sogenannte diastolische Dysfunktion, ein Zeichen für die Steifigkeit des linken Ventrikels, liegt bei der Hypertonie häufig vor. Sie lässt sich sehr gut im Herzultraschall beurteilen. Man hat herausgefunden, dass sich drei halbstündige Einheiten Radfahren pro Woche kombiniert mit leichtem Krafttraining zweimal pro Woche über 15 Minuten sehr positiv auswirken. Nach drei Monaten verbessert sich die Sauerstofftransportkapazität (VO_2max) des Blutes signifikant. Ebenso nimmt die »Steifigkeit« des Myokards deutlich ab.

Sie sehen also, auch moderate, aber regelmäßige Bewegungseinheiten steigern nicht nur Ihre Belastbarkeit, sondern machen auch Ihr Herz wieder gesünder und leistungsfähiger.

Jeder weiß, wir sollten 7500 bis 10 000 Schritte am Tag gehen, um gesund zu bleiben. Der Ursprung der magischen Zahl liegt wohl in Japan, wo 1965 das Gerät »Manpo-kei« eingeführt wurde. Übersetzt bedeutet der Name 10 000-Schritte-Zähler. Weltweit laufen die Menschen im Durchschnitt etwa 5000 Schritte pro Tag. Man hat festgestellt, dass die Mortalität bei 4400 Schritten um 41 Prozent niedriger lag als bei 2700 Schritten pro Tag. Bis zu einer Schrittzahl von 7500 Schritten pro Tag sank die Mortalität weiterhin signifikant. Die Intensität des Gehens hatte dabei keinen signifikanten Einfluss auf die Sterblichkeit. Die Schrittzahl kann von fast allen Handys und vielen Uhren erfasst werden.

Wenn Sie also unter 7500 Schritten pro Tag liegen, sollten Sie unbedingt versuchen, Ihre Schrittzahl langsam, aber kontinuierlich zu steigern. Bauen Sie in Ihren Alltag möglichst viele kleine Bewegungseinheiten ein. Steigen Sie eine Station früher aus dem Bus oder parken Sie Ihr Auto eine Straße weiter weg, um einen 20- bis 30-minütigen Spaziergang als tägliches Ritual unkompliziert zu integrieren.

Man hat weiterhin festgestellt, dass die Mortalität, also die Wahrscheinlichkeit zu sterben, um 51 Prozent erniedrigt ist, wenn man 8000 Schritte pro Tag geht statt 4000 Schritte. Ist das nicht unglaublich?

Wie schnell und intensiv man dabei unterwegs ist, spielt keine Rolle. Die Gehgeschwindigkeit verändert also die Prognose nicht. Auch ein Langsamgeher bzw. eine Person, die im Garten arbeitet und dabei Gehpausen einlegt, verbessert ihre Lebenserwartung bei 8000 Schritten signifikant um 50 Prozent. Bei 12 000 Schritten erfolgte sogar eine Verminderung der Mortalität um 65 Prozent!

Eine andere Studie zeigte: Wer regelmäßig mit dem Rad in die Arbeit fährt statt mit Auto, Bus oder Bahn, reduziert im Lauf von fünf Jahren sein kardiovaskuläres Sterberisiko um 52 Prozent! Bei Fußwegen ab 1,5 km bzw. 20 Minuten waren ebenfalls deutliche positive Wirkungen erkennbar.

Die Stadt Kopenhagen hat mit viel Energie entsprechende Infrastrukturmaßnahmen vorangetrieben. Das Ergebnis kann sich sehen lassen: 40 Prozent aller Berufstätigen fahren mit dem Rad zur Arbeit, und die Zahl der Unfälle ist um zwei Drittel gesunken.

Und auch am Wochenende sollte Ihr Ziel sein, mindestens an einem der beiden Tage draußen unterwegs zu sein. Ein bis zwei Stunden sollten Sie einplanen, um Sonnenlicht und Sauerstoff zu tanken und die Bewegung in der Natur zu genießen.

Man hat festgestellt, dass Schrittzählernutzer im Durchschnitt ihre körperliche Aktivität um 2500 Schritte steigern (Erhöhung der körperlichen Aktivität um knapp 27 Prozent). Es klappt, wenn man sich Ziele setzt. Schrittzählernutzer nehmen erwiesenermaßen ab und senken signifikant ihren Blutdruck.

Durch regelmäßiges Gehen sinkt nachgewiesenermaßen der Cholesterinspiegel ebenso wie der Puls und der Blutdruck. Neben der größeren Ausdauer und verstärkten körperlichen Belastbarkeit kommt es zu verbesserten Fließeigenschaften des Blutes.

Körperliche Aktivität und Fitness schützen ebenso vor der Entwicklung von kognitiven Defiziten und Demenz. Regelmäßige Bewegung senkt das Risiko für jegliche Demenzerkrankung um 22 Prozent. Die Risikoreduktion für Morbus Alzheimer beträgt 34 Prozent, also ein Drittel weniger, und für vaskuläre Demenz, also für Demenz aufgrund von Gefäßveränderungen durch Hypertonie, 31 Prozent. Für leichte Kognitionseinbußen beträgt die Risikoreduktion sogar 47 Prozent, das Risiko sinkt also um knapp die Hälfte.

Erklärungen für diesen protektiven Effekt zeigten sich in Kernspinaufnahmen des Hippocampus, einem Gebiet des Gehirns, das wesentlich für die Gedächtnisfunktion ist. Es erwies sich, dass dessen Volumen nach einem Jahr regelmäßigen Trainings um zwei Prozent zugenommen hatte. In der Vergleichsgruppe hatte das Volumen dagegen um 1,4 Prozent abgenommen. Dies entspricht der durchschnittlichen jährlichen Volumenreduktion dieser Hirnregion im fortgeschrittenen Lebensalter.

Das Gehirn war also in der Bewegungsgruppe nicht gealtert, sondern hatte sich um ein bis zwei Jahre verjüngt. Außer im Hippocampus (wichtig für Gedächtnis und Konzentration) nimmt die graue Substanz bei körperlicher Aktivität auch in anderen Hirnregionen bei älteren Menschen zu. Ursachen sind vermutlich eine bessere Sauerstoffversorgung des Gehirns, eine erhöhte

Freisetzung von Faktoren, die Gefäßneubildung und Nervenzellwachstum fördern, und eine aktivitätsinduzierte Produktion von Proteinen, die der Anhäufung von Amyloiden (schädliche Eiweißstoffe) und deren Vorläufern entgegenwirken. Diese werden als Ursache der Alzheimererkrankung angesehen.

Die SMART-Formel

Je konkreter und spezifischer die Ziele formuliert werden, desto leichter sind sie zu realisieren. Hilfreich dafür ist die sogenannte SMART-Formel.

Das S in SMART steht für spezifisch. Nicht: Ich will eine attraktive Figur haben. Sondern: Ich will meinen Bauch wegtrainieren. Also ein sehr konkretes Ziel festlegen.

Das M in SMART steht für messbar. Nicht: Ich will meinen Bauch abtrainieren. Sondern: Ich will meinen Bauchumfang um x Zentimeter reduzieren.

Das A in SMART steht für attraktiv. Ist es mir wichtig? Setze ich mich wirklich dafür ein?

Das R in SMART steht für realistisch. Nicht irgendein Wunschergebnis oder die absolute Traumfigur darf das Ziel sein, sondern ein realistisches Ergebnis! Also zum Beispiel ich will meinen Bauchumfang um 5 cm reduzieren. Und nicht: Ich will in Größe 36 passen.

Das T steht für terminiert. Das Ziel sollte also zu einem bestimmten Zeitpunkt erreicht werden. Also konkret ein realistisches Datum festlegen.

Um die körperliche Aktivität und ihre Auswirkung auf den Stoffwechsel messen zu können, bedienen sich viele Studien einer bestimmten Einheit, der sogenannten MET. Es handelt sich dabei um ein metabolisches Äquivalent, das den Stoffwechselumsatz eines Menschen bezogen auf den Ruheumsatz im Verhältnis zu seinem Körpergewicht beschreibt. Experten raten idealerweise zu etwa 18 METs pro Woche. Bereits bei neun METs pro Woche scheint es bereits einen positiven Effekt zu geben. Neun METs pro Woche entsprechen drei flotten einstündigen Spaziergängen. Mehr braucht es oft gar nicht. Wenn Patienten zu mir sagen, sie haben keine Zeit, dreimal pro Woche eine Stunde lang spazieren zu gehen, antworte ich ihnen: Sie können auch sechsmal eine halbe Stunde gehen oder viermal 45 Minuten.

Gehen ist ein sehr gesunder, moderater und angenehmer Sport. Die Verletzungsgefahr ist gering, und es lässt sich leicht in den Alltag einbauen, indem man zum Beispiel auf dem Weg von und zur Arbeit einfach eine Haltestelle früher aussteigt als sonst. Außerdem kommt der Appetit sozusagen beim Essen. Nach einiger Zeit hat man vielleicht Lust, am Wochenende eine Stunde lang mit dem Rad zu fahren oder schwimmen zu gehen.

Das Wichtigste ist, dass die Aktivität Spaß macht. Jeder darf sich seine oder ihre Bewegung sozusagen à la carte aussuchen. Man kann und sollte dabei auch verschiedene Aktivitäten kombinieren. Wer keinen Sport machen möchte, dem hilft vielleicht ein Schrebergarten. Auch ein Garten führt zu guter Kondition, und die Bewegung an der frischen Luft ist körperlich und seelisch wohltuend. Vielleicht sucht man auch seine Urlaube so aus, dass tägliche Bewegung zu Fuß oder mit dem Rad an einem See oder am Meer entlang ganz unkompliziert integriert werden kann.

Wir verstehen heute immer genauer, warum körperliche Aktivität so viele positive Effekte auf die Gesundheit hat. Es geht um Insulinwachstumsfaktoren, um den Anteil des Körperfettgewebes am Gesamtgewicht, um Proteine, die durch eine trainierte Muskulatur freigesetzt werden und zum Beispiel auch die

Bildung von Darmpolypen verhindern. Wir wissen etwa, dass durch Sport Entzündungsreaktionen gemindert werden und ein trainierter und bewegter Körper besser mit Sauerstoffradikalen zurechtkommt. Gerade diese Entzündungsprozesse spielen bei der Arteriosklerose, also der Gefäßverkalkung, eine große Rolle. Alles, was diese Entzündungsreaktion unterbricht, ist günstig für unsere Gefäße, hält die Gefäßwände elastisch und schützt vor Ablagerungen.

Entscheidend ist, dass das »Medikament Sport« angenehm, das heißt moderat dosiert wird, damit wir uns nicht überfordern. Es soll kein Leistungsdruck entstehen. Die sportliche Aktivität sollte angenehm und allenfalls leicht anstrengend sein. Man weiß aus der Sportphysiologie, dass es besser ist, öfter moderat Sport zu treiben als einmal bis zur Erschöpfung.

Jeder muss nach seinen Wunschvorstellungen in die Bewegung kommen. Allerdings sollte man nach Möglichkeit darauf achten, nicht nur die Kondition zu trainieren. Man sollte auch seine Muskeln und Sehnen und eventuell mit kleinen oder auch größeren Gewichten trainieren, um die Muskelmasse zu erhalten. Dabei sollte man die Anstrengung nur auf eine maximale Belastung von 60 Prozent erhöhen. So verletzt man sich nicht, und auch diese körperliche Aktivität bleibt angenehm.

Man konnte feststellen, dass es sinnvoll ist, bei einer sitzenden Arbeitstätigkeit regelmäßig kleine Bewegungseinheiten einzubauen. So erniedrigt sich der systolische Blutdruck signifikant um 10 mmHg, wenn man konsequent jede Stunde einmal aufsteht und sich für drei Minuten bewegt. Der Weg zum Kopierer oder der Gang in die Teeküche bietet sich dafür an. Oder man öffnet das Fenster und nützt die Zeit für eine kleine Runde im Zimmer mit ein paar tiefen Atemzügen.

Trainingspuls

Sollten Sie mehr und regelmäßig Sport machen, dann lohnt es sich, auf den Trainingspuls zu achten. Man sollte dabei 60 bis 75 Prozent seines Maximalpulses erreichen, mehr auf keinen Fall.

Und so berechnen Sie Ihren Maximalpuls:

Puls 220 minus Lebensalter
60 Prozent davon: unterer Zielbereich
75 Prozent davon: oberer Zielbereich

Nehmen wir als Beispiel 55 Jahre:

Alter 55 Jahre
Puls 220 minus 55 = 165 Maximalpuls
60 Prozent von 165 = 99 unterer Zielbereich
75 Prozent von 165 = 124 oberer Zielbereich

Eine 55-jährige Person sollte also mit einem durchschnittlichen Puls zwischen 99 und 125 Schlägen pro Minute trainieren. Hier befindet sich der aerobe Bereich, in dem im Übrigen auch am meisten Fett verbrannt wird. Mehr Anstrengung bringt nicht mehr Erfolg, im Gegenteil.

Dessen sollte man sich also immer bewusst sein, und gerade als Hypertoniker ist es immens wichtig, seinen Puls immer im Auge zu behalten. Als gute Richtschnur für Personen beliebigen Alters gilt ein Trainingspuls zwischen 120 und 130. Wenn Sie zu messen beginnen, werden Sie erstaunt sein, wie häufig sie darüber liegen, vor allem als Hypertoniker. Deshalb ist es auch enorm wichtig, mit einer Pulsuhr zu trainieren. So hat man immer die Kontrolle und kann gezielt im aeroben Bereich trainieren. Im Lauf der Zeit werden Sie ein Gefühl dafür bekommen, wie es sich für Sie anfühlt, wenn Sie im aeroben Bereich trainieren, und wie unangestrengt sie Ausdauersport betreiben können.

Irgendwann können Sie dann auch auf Ihre Pulsuhr verzichten, wenn Sie die richtigen Pulswerte verinnerlicht haben und die Signale ihres Herzens selbst ohne Unterstützung wahrnehmen können.

Der Puls ist bei einem Hypertoniker auch in Ruhe enorm wichtig. Im Anschluss an den Sport ist der Puls häufig sehr niedrig, dabei ist eine Pulsfrequenz von 50 bis 60 Schlägen pro Minute absolut normal.

Grundsätzlich sollte der Ruhepuls zwischen 50 und 75 pro Minute liegen. Bei Werten unter 50 pro Minute bedarf es einer Abklärung, ebenso bei Werten über 80 pro Minute. Beides ist für das Herz eines Hypertonikers nicht ideal und schadet auf Dauer. Vor allem anhaltend hohe Werte über 80 pro Minute in Ruhe sollten abgeklärt und therapiert werden.

Man kann sich das so vorstellen, dass das Herz die ganze Zeit überbeansprucht wird, wie wenn man sein Auto im ersten Gang fährt, also sehr hochtourig. Das tut Ihrem Motor auf Dauer auch nicht gut. Genauso ist es mit dem Herzmuskel, er muss sehr viel arbeiten in kurzer Zeit und die Mortalität erhöht sich dadurch.

Patientenbeispiel:
Meine Patienten schreiben über einen Zeitraum von vier Wochen täglich ihre gemessene Schrittzahl auf. Jede Woche wird die Gehstrecke leicht gesteigert. Das Ziel sollte immer zwischen 7500 und 10 000 Schritten pro Tag liegen.
So schaffte es eine Patientin, die mit 40 Stunden pro Woche voll berufstätig ist, auf unglaubliche 10 000 bis 12 000 Schritte. Sie nutzte ihre Mittagspause von einer Stunde, nahm ihre mitgebrachte Brotzeit mit und bewegte sich in dieser Zeit. Neben ihrer Fitness hob sich auch ihre Stimmung merklich.

Eine andere Patientin brachte morgens immer ihre Tochter in den Kindergarten, anschließend hatte sie Homeoffice. Nach dem Kindergarten ging sie jetzt regelmäßig eine Stunde walken, bevor sie an ihren Schreibtisch zurückkehrte.

Versuchen auch Sie neue Rituale einzuführen, am besten, indem Sie das neue Ritual an ein bereits vorhandenes anhängen. Das funktioniert am einfachsten. Zum Beispiel immer nach dem Frühstück oder immer nach der Mittagspause oder immer vor dem Abendessen.

Jede Person mit Bluthochdruck sollte unbedingt regelmäßig, also einmal im Jahr, beim Kardiologen ein Belastungs-EKG bzw. ein Stressecho durchführen lassen. So kann man zum einen feststellen, ob der Blutdruck und auch der Puls bei körperlicher Belastung adäquat ansteigen oder ob es zu einem überschießenden Blutdruck- und Pulsanstieg kommt. Das ist sehr wichtig, denn man kann erkennen, ob der Patient mit seinen Werten gut eingestellt ist, und man sieht auch die Belastbarkeit. Zum anderen sieht man in diesen Untersuchungen, vor allem im Stressecho, ob unter Belastung eine ausreichende Versorgung und Durchblutung der Koronararterien vorliegt oder ob es durch Verengungen oder einen Verschluss zu einer Mangeldurchblutung des Herzens kommt. Diese Untersuchungsergebnisse können einen Hinweis darauf geben, ob weitere invasive Untersuchungen wie z. B. eine Koronarangiographie, also ein Herzkatheter, notwendig sind.

Bei der Spiroergometrie, einer Untersuchung, die häufig bei Sportlern durchgeführt wird, wird unter anderem eine Atemgasanalyse unter Belastung vorgenommen. In der Leistungsdiagnostik wird die Spiroergometrie in erster Linie zur Objektivierung der aeroben Leistungsfähigkeit eingesetzt. Darüber hinaus können mithilfe der Spiroergometrie die anaerobe Kapazität und der Energieverbrauch und auch die Bewegungsökonomie abgeschätzt werden.

Zusammenfassung

1. 15 Minuten Bewegung pro Tag verlängern Ihre Lebenserwartung um drei Jahre.
2. Bei Koronarkranken bringt die regelmäßige Teilnahme an Herzsportgruppen eine Verminderung der Sterblichkeit um 48 Prozent.
3. Die Steifigkeit des Herzmuskels, ein typisches Zeichen bei Bluthochdruck, nimmt bei dreimal einer halben Stunde Radfahren und zweimal leichtem Kraftsport pro Woche signifikant ab.
4. Wenn Sie es schaffen, täglich 4000 Schritte statt 2000 Schritte zu gehen, sinkt Ihre Sterblichkeitsrate um 51 Prozent.
5. Regelmäßige Bewegung schützt vor chronischer Entzündung. Die Blutgefäße bleiben elastisch, und es besteht ein größerer Schutz vor Ablagerungen in den Gefäßen.
6. Drei Stunden Bewegung pro Woche, verteilt auf mehrere kleinere Einheiten, schützen vor Demenz.
7. Lassen Sie sich bei sitzender Tätigkeit durch einen Alarm daran erinnern: Jede Stunde für drei Minuten aufstehen und bewegen senkt den Blutdruck dauerhaft um 10 mmHg.
8. Errechnen Sie Ihren Trainingspuls anhand des Alters und halten Sie sich konsequent daran. Als Faustregel gilt: Belastungspuls sollte bei 120 bis 130 Schlägen pro Minute liegen, unabhängig vom Alter. Ruhepuls am besten zwischen 50 und 75 Schlägen pro Minute.
9. Kardiologische Kontrolluntersuchungen zur Überprüfung des Bluthochdrucks bei körperlicher Anstrengung sollten regelmäßig erfolgen. Am besten alle ein bis zwei Jahre. Dies geschieht mithilfe eines Belastungs-EKGs oder eines Stressechos. Eine Spiroergometrie wird bei Sportlern zur Überprüfung ihrer Leistungsfähigkeit durchgeführt und u. a. auch zur Messung ihrer anaeroben Schwelle.

Neueste Forschungsergebnisse zeigen, dass sogenannte isometrische Übungen den Blutdruck mindestens genauso gut senken können wie klassisches Ausdauertraining, Kraftsport oder hochintensives Intervalltraining. Zu den bekanntesten zählen Unterarmstütz, sogenannter Plank, oder der sogenannte Wandsitz. Hierbei steht man mit angewinkelten Beinen vor einer Wand. Dabei wird möglichst über zwei Minuten die Muskelspannung gehalten. In der anschließenden Entspannungsphase kommt es zu verstärktem Blutfluss und Blutdruckabfall.

Dreimal eine Viertelstunde pro Woche reicht, um den Blutdruck signifikant zu senken. Empfohlen werden jeweils vier Einheiten mit Pausen von zwei Minuten zum Entspannen.

Siehe auch Bewegungsplan am Ende des Buches.

Atemmeditation

Atmung und Blutdruck

Wie Sie in den vorherigen Kapiteln erfahren haben, liebe Leser, besteht bei Menschen mit Bluthochdruck unter anderem ein Ungleichgewicht bzw. eine Dysbalance im vegetativen Nervensystem.

Das vegetative Nervensystem besteht aus zwei regulatorischen Systemen, dem Sympathikus und dem Parasympathikus. Der Sympathikus wird aktiviert, wenn Stress, Ärger oder schlimmstenfalls eine Bedrohung zu erhöhtem Blutdruck und schneller Herzfrequenz führen. Dabei werden Adrenalin, Noradrenalin und Cortisol ausgeschüttet. Die ersten beiden Hormone fallen relativ zügig wieder ab, Cortisol bleibt aber über einen längeren Zeitraum erhöht messbar und kann schließlich zu Bluthochdruck führen.

In früheren Zeiten war das sehr sinnvoll. Bei einer akuten Bedrohung konnte man rasch fliehen und sein Leben retten. Heutzutage kommt es durch lang anhaltende Stresslevel, permanenten Zeit- und Erfolgsdruck zu einer kontinuierlichen Anflutung dieses Stresshormons Cortisol, und das bedeutet, es kommt zu chronischen Gefäßengstellungen und schließlich zu bleibenden Gefäßveränderungen.

Bei den meisten Menschen in den westlichen Zivilisationen überwiegt der Sympathikus. Es besteht ein permanentes Gefühl des Angetriebenseins, ein Aktivismus, der sich sowohl aufs Berufsleben als auch auf das Freizeitverhalten auswirkt. »Ich bin so im Freizeitstress«, wird diese Belastung häufig mit einem Augenzwinkern ausgedrückt. Das bedeutet aber, dass auch in der Freizeit Aktivitäten durchgetaktet werden und wenig Zeit für Pausen, für Ruhe, für Meditation bleibt. Alles findet im Außen statt, ein Nach-innen-gerichtet-Sein ist unpopulär, man sieht ja keine äußerlichen Ergebnisse. Von Entspannungsphasen lassen sich keine spektakulären Fotos machen, und als Aktivität sind die nach außen nicht sichtbar.

Spektakulär ist aber, was im Inneren passiert, welche Gesundung, Stärkung, Entspannung und sogar Heilung eintritt. Jetzt kommt nämlich der Gegenspieler des Sympathikus ins Spiel, der Parasympathikus oder das parasympathische System. War nämlich die bedrohliche Situation bei unseren Vorfahren vorüber und befanden sie sich wieder in Sicherheit, schaltete das System um, der Parasympathikus hatte nun die Oberhand. Er sorgte für Erholung, Entspannung und Ressourcenaufbau. Puls und Blutdruck verlangsamten sich wieder, die Atmung normalisierte sich, die Muskeln entspannten sich. Der Körper war also immer nur kurzzeitig einem aktivierten Sympathikus ausgesetzt. Der Großteil des Tages und der Nacht verlief im Ruhemodus, der Parasympathikus regulierte den Stoffwechsel und die Hormonausschüttung.

In unserer heutigen Zeit ist dieses System aus der ursprünglichen Balance geraten. Statt einem überwiegenden Ruhe- und Entspannungsmodus beanspruchen wir unseren Körper weit über das normale Maß hinaus. Wir leben häufig »auf der Überholspur« und glauben durch zusätzliche, unter Zeitdruck durchgeführte Sporteinheiten unseren Blutdruck zu senken. Genau das Gegenteil ist häufig der Fall. Nach dem Sport würde sich das System normalerweise wunderbar erholen. Und das wäre der absolut heilbringende Effekt. Doch häufig ist man danach so aufgekratzt, dass man erst einen entspannenden Feierabenddrink braucht, um richtig »runterzukommen«. Alkohol bewirkt dann wieder das Gegenteil von Ruhe. Zunächst kehrt kurzfristig Entspannung ein. In der Nacht kommt es aber häufig zu beschleunigter Herzfrequenz und erhöhtem Blutdruck und damit auch zu Schlafstörungen. Durch nächtliches Grübeln kann es daraufhin noch einmal zu einem frühmorgendlichen Anstieg des Blutdrucks und Pulses kommen. Am Morgen und auch häufig mehrmals am Tag wird Kaffee getrunken, da man sich nach diesen wenig erholsamen Nächten natürlich wie erschlagen fühlt.

So puscht man sich durch den Tag und gewöhnt sich über die Jahre an dieses Aktivitätslevel. Man denkt, jetzt mache ich auch noch Sport, trinke schon etwas weniger Kaffee und passe beim Essen auf, und trotzdem geht der Blutdruck nicht ausreichend nach unten.

Um aus dieser Spirale herauszukommen, ist es wichtig zu verstehen, wie wir den Gegenspieler des Sympathikus, nämlich den Parasympathikus, wieder mehr in unser Leben bringen und allen Widrigkeiten zum Trotz eine neue Gelassenheit in unserem Alltag entwickeln können. Das Gute ist nämlich, dass wir sehr einfach und schnell auf unser vegetatives Nervensystem Einfluss nehmen können.

Gewusst wie! Der Schlüssel zu unserem vegetativen Nervensystem ist unsere Atmung.

Über die Einatmung steuern wir unser sympathisches System und über die Ausatmung unser parasympathisches System. Atmen wir ein, aktivieren wir unseren Sympathikus mit all seinen Auswirkungen auf den Organismus. Einatmen ist also ein Signal an den Körper in Richtung Aktivität, Aufmerksamkeit, Ressourcenverbrauch. Im Extremfall könnte das eine Notfallsituation sein. Atmen wir aus, so geben wir mithilfe des Parasympathikus ein Signal an unseren Körper in Richtung Ruhepause, Entspannung und Ressourcenaufbau. Bei tiefster Entspannung wäre das ein meditativer Zustand wie etwa ein Trancezustand.

Die Ausatmung bewirkt noch viel mehr. Die gesamte Atmung und dabei vor allem die Ausatmung ist ein Prozess, der den Körper von Stoffwechselendprodukten befreit, genau wie die Nieren, die Leber und auch die Haut. Im Fall der Ausatmung gelingt dies durch das Abatmen von CO_2 aus dem Körper. Die erwünschte Folge davon: Wir entsäuern unseren Körper über die Ausatmung und entgiften ihn damit.

Da wir infolge von Stress und mangelnder Bewegung häufig sehr oberflächlich atmen, findet dieser Prozess nur sehr eingeschränkt statt. Oft halten wir auch unter Anspannung die Luft an, ohne es zu bemerken. Auch hier findet kein ausreichender Gasaustausch statt. Das Entscheidende ist, dass bei dieser oberflächlichen Brustatmung häufig die entspannte Ausatmung zu kurz kommt oder so gut wie nicht vorhanden ist.

Beim Einatmen steigt die Anzahl der Herzschläge pro Minute (Herzfrequenz), beim Ausatmen sinkt die Herzfrequenz wieder. Die Herzfrequenz schwankt also atemabhängig, dies wird auch als respiratorische Arrhythmie, also atemabhängige Rhythmusänderung bezeichnet.

Durch eine vertiefte Atmung, vor allem eine verlängerte Ausatmung, wird ein Signal von der Lunge an den Parasympathikus weitergeleitet. Das ist in dem Fall der Nervus vagus, der 10. Hirnnerv. Dieser steuert den Brust- und Bauchraum und gibt die Signale an den Hirnstamm weiter. Bei bewusstem und verstärkten Ausatmen wird das vegetative Nervensystem in Richtung Erholung, Entspannung und Ressourcenaufbau gesteuert.

Wir können also unser vegetatives Nervensystem über eine verlängerte Ausatmung bewusst entschleunigen und in die Erholungs- und Komfortzone kommen. Dabei ist es sehr interessant, dass der entscheidende Botenstoff des parasympathischen Systems, das Acetylcholin, sehr schnell ausgeschüttet wird und bereits nach 0,15 Sekunden am Wirkort anflutet. Dieser Botenstoff kann also nach nur einer verlängerten Ausatmung schon nach einem Sekundenbruchteil wirken. Bereits nach dieser kurzen Zeit ist der Botenstoff in der Lage, unsere Herzfrequenz zu verlangsamen und unseren Blutdruck zu senken.

Die erholende und ressourcenaufbauende Wirkung des Parasympathikus kann also nach nur einem verlängerten Ausatemzug beginnen und ist in der Lage, eine positive Wirkung auf den ganzen Körper zu erzielen. Ist das nicht faszinierend? Wie einfach und unkompliziert ist es, tiefe und bewusste Atemzüge in unseren Tagesablauf zu integrieren. Wir brauchen dazu keine Hilfsmittel, es ist in wirklich jeder Situation möglich, und man merkt die Wirkung sofort: Man wird auf der Stelle mit einem angenehmen Gefühl der Ruhe, Entspannung und Gelassenheit belohnt.

Meine Patienten berichten mir, dass sich relativ rasch ein Gefühl der Ruhe, des Angekommenseins und des Wohlfühlens ausbreitet. Die Last der Gedanken fällt ab, der Grübelmodus ist für eine kurze Zeit unterbrochen, und unser Gehirn und Körper dürfen sich kurzzeitig wohlig entspannt und wie im Urlaub fühlen.

Kein Druck, kein Ärger, keine Ängste machen sich breit. Ich atme, also bin ich. Das genügt vollkommen für den Moment. Genießen Sie es und holen Sie sich so oft wie möglich diesen angenehmen und wohltuenden Moment in Ihr Leben. Sie werden bald gar nicht mehr darauf verzichten wollen und nehmen Ihre Atmung viel häufiger ganz bewusst wahr. Dann spüren Sie, ob Sie tief aus dem Bauchraum atmen oder oberflächlich und angespannt im Hals und Brustraum hecheln. Legen Sie Ihre Hand einige Minuten auf Ihren Bauch und gehen Sie in die verlängerte Ausatmung. Schon werden Sie bemerken, wie sich Ihre Bauchdecke entspannt und in der Einatmung vorwölbt und gegen Ihre Hand drückt. Der tiefe Einatemimpuls geschieht von ganz allein, wenn Sie vorher tief und lange ausgeatmet haben.

Durch Anspannung bewegt sich unsere Bauchdecke häufig nicht mehr, es besteht ein erhöhter Muskeltonus, und das ganze System ist starr. Dann wird häufig oberflächlich geatmet, da der Bauchraum unbeweglich bleibt und er die eingeatmete, sauerstoffhaltige Luft nicht mehr in die Tiefe lässt. Wie angenehm ist es da, wenn man merkt, wie die Bauchdecke mit der Atmung schwingt. Ein angenehmes Wohlgefühl stellt sich ein, man spürt den tiefen, warmen Atem, gibt ihm Raum und lässt für einen Moment Ruhe einkehren. Vielleicht spürt man eine gewisse Müdigkeit, man hat den Impuls zu gähnen. All das sind Zeichen der Entspannung und des Loslassens. Es ist vielleicht wie eine kleine Wellnessoase mitten im Arbeitsgeschehen, unmittelbar am Schreibtisch oder in einem Meeting oder im Stau. Man hat einen Moment wahrgenommen, der sonst vielleicht in Ungeduld oder Ärger umschlagen könnte. Stattdessen hat man die Zeit wesentlich besser genutzt und seine inneren Ressourcen wieder gefüllt. Man ist nach innen gegangen, hat sich mit sich selbst verbunden.

Diese innere Zufriedenheit schaffen wir uns selbst, wenn unser vegetatives Nervensystem im Einklang ist und in der Balance bleibt. Wir brauchen dafür keine äußeren Stimuli. Gelassenheit, Optimismus und Widerstandskraft speisen sich aus unserer inneren Einstellung heraus. Und diese wird maßgeblich von der Ruhe geprägt, mit der wir den täglichen Ereignissen entgegenblicken. Und diese Ruhe können wir uns antrainieren, wenn sie uns nicht mit unseren Genen mitgegeben wurde. Bei täglicher Übung werden wir sehr schnell den Erfolg sehen. Unser Blutdruck und unser Puls beruhigen sich. Und vor allem spüren wir den Erfolg. Wir spüren eine Ausgeglichenheit, die wir so nicht kannten. Wir haben neue Energie und können Belastungen schultern. Wir brauchen keine beruhigenden Getränke oder pflanzliche Mittel, um unseren erregten Geist runterzufahren. Wir finden neue, ruhige Hobbys und brauchen in unserer Freizeit keinen zusätzlichen Adrenalinkick. Wir vergleichen uns nicht mit den Aktivitäten der anderen. Denn wir wissen, was uns guttut und was nicht. Jeder befindet sich in einem anderen Entwicklungsstadium. Wir finden unseren eigenen Weg und gehen ihn zielstrebig weiter. Wir brauchen keine Absicherung durch andere. Unser Weg ist einzigartig und individuell, für uns gilt das Ziel: Weniger ist mehr!

Das hört sich jetzt vielleicht alles ein wenig esoterisch und spirituell an. Und für jemanden, der gewohnt ist, in seinem Alltag nicht einmal zum Durchatmen zu kommen, klingt es vielleicht sehr neu und ungewohnt. Aber glauben Sie mir, sogar Manager großer Unternehmen ebenso wie Mütter mit Beruf und Kindererziehung kommen irgendwann an diesen Punkt. Man wird mit der Frage konfrontiert: Will ich das noch, brauche ich das noch? Immer schneller, größer und weiter?

Und genau da setzen wir an! Atmung, Entspannung und Meditation bilden *die* tragende Säule im Leben. Wenn Sie bei ihrem täglichen Spaziergang oder Ihrer Radtour bewusst Ihre Atemübungen einbauen, dann werden Sie eine neue Bewusstheit erleben. Ihr Geist wird frei, Ihr Bewusstsein erweitert sich. Ihnen wird mit einem Mal glasklar bewusst, welche Situationen Sie stressen und welche Menschen Ihnen Ärger bereiten. Und darauf sollten Sie reagieren. Setzen Sie sich dem nicht länger aus, entfernen Sie sämtliche Energiefresser aus Ihrem Leben, soweit es möglich ist.

Und Stresssituationen, die sich nicht vermeiden lassen, gewähren Sie nur kurz Zugang in Ihr Leben. Sie gehen bewusst in diese Situationen, versuchen auch hier Ihre Ruheatmung von Zeit zu Zeit zu aktivieren. Auch wenn das nur bedeutet, dass Sie immer wieder ein paar tiefe Atemzüge nehmen. Das wird Ihr vegetatives Nervensystem in Balance halten. So halten Sie Ihren Blutdruck im Zaum, und Ihr Stresslevel wird definitiv geringer sein. Im Anschluss an die Belastungssituation drehen Sie eine kleine Runde im Freien und bleiben auch da in Ihrer bewussten und tiefen Atmung. So senken Sie Ihren Adrenalin- und Cortisolspiegel und damit auch Ihren Puls und Blutdruck.

Auch im Anschluss an Ihre tägliche Arbeit wäre das eine gute Möglichkeit, Ihre erhöhten Hormonwerte zu senken und so entspannt in Ihren Feierabend zu starten. Eine halbe Stunde an der frischen Luft, zwei Stationen früher aussteigen oder weiter weg parken, und Sie haben auf gesunde und natürliche Weise Ihr vegetatives Nervensystem gestärkt. Sie brauchen nichts anderes, um runterzufahren, und sind bereit für ein gesundes und leichtes Abendessen und entspannte Abendstunden.

Kohärentes Atmen

Welcher Atemrhythmus ist denn nun der richtige und führt direkt zur Entspannung? Es gibt hier natürlich nicht nur den einen Königsweg. Zuerst einmal stelle ich Ihnen eine entspannte Ruheatmung vor, bei der sich das Zwerchfell moderat bewegt und die für den Anfänger sehr leicht zu erlernen ist.

Ideal für eine Ruheatmung sind sechs Atemzüge pro Minute. Das bedeutet, dass die Ein- und Ausatmung zusammen über einen

Zeitraum von zehn Sekunden erfolgen sollte. Sie atmen also in Ruhe fünf Sekunden ein und in Ruhe fünf Sekunden aus. Günstig wäre dabei eine kurze Pause am Ende der Einatmung und am Ende der Ausatmung. Sie führen also über eine Minute sechs Atemzüge durch. Diese Atemzüge dauern jeweils zehn Sekunden und werden als tiefe Bauchatmung mit mitschwingender Bauchdecke gestaltet.

Wenn Sie es schaffen, einmal pro Stunde dieses sogenannte kohärente Atmen durchzuführen, also einen Ein- und Ausatemzug über zehn Sekunden auszudehnen und das ganze sechsmal zu wiederholen, dann haben Sie es geschafft, dass der Parasympathikus über eine Minute die Oberhand gewinnt. Das reicht schon aus, um wieder Entspannung, Erholung und Kräftigung in Ihren Alltag zu integrieren.

Am besten, Sie hängen dieses neue Ritual an ein bereits bestehendes Ritual an.

Sie stehen einmal in der Stunde von Ihrem Schreibtisch auf, lassen sich gegebenenfalls mit dem Timer daran erinnern. Sobald Sie den Fenstergriff in der Hand haben, erinnern Sie sich an Ihre wohltuenden tiefen und entspannten Atemzüge und genießen die sauerstoffhaltige frische Luft am offenen Fenster. Wenn Sie zu ihrem Schreibtisch zurückkehren, haben sich Ihre Herzfrequenz und ihr Blutdruck bereits merklich verlangsamt. Sie fühlen sich wohl, spüren sich und sind deutlich entspannter.

Man hat in Studien festgestellt, dass eine bewusste Atmung täglich über mindestens zehn Minuten die Herzleistung verbessert und auch die Konzentrationsfähigkeit ansteigen lässt. Die Sauerstoffversorgung im Gewebe wird verbessert und Symptome wie Hitzewallungen in den Wechseljahren werden milder. Ängste lösen sich auf. Über eine verstärkte Baroreflexsensibilität in den Blutgefäßen sinkt der Blutdruck. Die Herzfrequenz verlangsamt sich. Die Schlafqualität verbessert sich.

Wie kann man kohärentes Atmen in den Alltag integrieren?

Zunächst geht es um Ihre eigene Wahrnehmung. Es gilt, darauf zu achten, was Sie im Alltag tun und wie Ihr Körper darauf reagiert. Ein ungünstiges Verhalten, das häufig vorkommt, aber nur selten bewusst wahrgenommen wird, besteht darin, die Luft anzuhalten und gleichzeitig die Bauchmuskeln anzuspannen. Dabei werden häufig die Schultern hochgezogen und gleichzeitig der Kopf dabei eingezogen. Probieren Sie diese Haltung gezielt aus, Sie werden merken, dass das ein sehr vertrautes Bewegungsmuster ist.

Diese Haltung wird durch unsere Emotionen gesteuert und ist immer präsent, wenn wir in Anspannung sind.

Für viele ist das bereits so selbstverständlich und in ihr Leben integriert, dass es vollkommen unbewusst abläuft. Doch während dieser ganzen Zeit mit erhöhtem Muskeltonus, kurzer oberflächlicher Atmung oder kurzem Luftanhalten ist der Sympathikus überaus aktiv. Die Herzfrequenz ist häufig dabei beschleunigt, und der Blutdruck ist erhöht.

Das Wahrnehmen dieser kritischen und ungesunden Situationen ist der erste Schritt hin zum Erfolg. Sind die persönlichen Stressmomente einmal identifiziert, kann jeder von uns bewusst und sehr einfach mit seiner Atmung gegensteuern.

Vielleicht gelingt das nicht sofort und auch nicht in jeder Situation gleich perfekt. Schaffen wir es aber, schon in der Hälfte der Fälle über eine bewusste Atmung den Parasympathikus zu aktivieren und Ruhe ins System zu bringen, dann ist bereits viel gewonnen und es geht in die richtige Richtung.

Nämlich hin zu mehr Wohlbefinden, mehr Gelassenheit und Leichtigkeit mitten im Arbeitsalltag. Und dabei haben Sie an der äußeren Situation noch gar nichts geändert. Sie haben sich für eine bewusste Wahrnehmung entschieden und dafür, Ihrem Körper, Ihrer Atmung neuen Raum zu geben und zur Heilung zu führen. Das alles geschieht aus Ihrem Inneren heraus, indem Sie auf sich achten, vor allem auf Ihre Körperhaltung. Sie beobachten dabei genau: Atme ich über die Brust oder hebt und senkt sich mein Bauch beim Atmen? Sie lassen sich vom Fluss Ihres Atems entspannen, es geschieht schließlich willkürlich, und Sie erleben ein zunehmendes Gefühl der Leichtigkeit und Freiheit. Auf dieses wunderbare Gefühl möchten Sie gar nicht mehr verzichten. Sie möchten es möglichst oft in Ihrem Alltag spüren. Trotz anspannender Situationen finden Sie wieder schnell in Ihre innere Mitte und genießen das Gefühl der Balance und inneren Stärke.

Ihr vegetatives System ist wieder im Gleichgewicht. Mit Ihrer bewussten Atmung haben Sie eine sehr wirkungsvolle Möglichkeit, auf Anspannung Entspannung folgen zu lassen, auf Stress Erholung und auf äußere Schwäche innere Stärke. Sie werden neuen Situationen gelassener entgegentreten und auch in brenzligen Momenten die Ruhe bewahren. Ein neues Lebensgefühl wird sich auftun, neue Energien werden freigesetzt, und neue Möglichkeiten tun sich plötzlich auf, Sie werden sehen!

Welche Situationen laden dazu ein, kohärentes Atmen zu üben und zu praktizieren?

Neben dem Schreibtisch und dem Gang zum Fenster bzw. Kopierer, Drucker oder zur Kaffeemaschine bieten sich noch viele weitere Gelegenheiten. Auch während eines Meetings können Sie die Zeit nutzen und immer wieder kohärentes Atmen mit Atemzügen über zehn Sekunden praktizieren.

Beim Anstehen an der Supermarktkasse bleiben Sie gelassen und üben kohärentes Atmen mit Atemzügen über zehn Sekunden.

Beim Warten auf den Bus, beim Warten an der roten Ampel, beim Warten im Stau üben Sie kohärentes Atmen mit Atemzügen über zehn Sekunden.

Beim Gemüseschälen, beim Abholen Ihrer Kinder, beim Wickeln üben Sie kohärentes Atmen mit Atemzügen über zehn Sekunden.

Es fallen Ihnen bestimmt noch unzählige weitere Situationen ein, die sich wunderbar anbieten, in Ihre entspannende Atmung zu kommen und Ihr Wohlbefinden zu steigern.

Sie könnten zum Beispiel Ihren Blutdruck und Puls einmal messen, bevor Sie kohärent atmen, und einmal, nachdem sie die Atemübungen sechsmal durchgeführt haben. Sie werden erstaunt sein, wie schnell Ihr vegetatives Nervensystem auf Ihre verlangsamten tiefen Atemzüge reagiert. Schon nach wenigen Minuten werden Sie feststellen, dass Ihr Puls und Ihr Blutdruck sich spürbar verlangsamt bzw. senkt.

Ebenso geht es Ihnen nach dem täglichen Spaziergang. Auch hier werden Sie spüren, dass Sie eine halbe Stunde nach Ihrer körperlichen Aktivität erniedrigte Werte messen können.

So bekommen Sie immer mehr Möglichkeiten an die Hand, selbst aktiv zu werden und im Rahmen Ihrer eigenen Möglichkeiten Großes zu bewirken. Nämlich Ihren Körper in seiner Heilung zu unterstützen und das gute Gefühl zu haben, selbst Kapitän auf dem Schiff Ihres Lebens zu sein.

Patientenbeispiel:
Ein Patient erzählte mir, dass er sich regelmäßig nach dem Mittagessen eine kleine Auszeit über fünf Minuten nimmt und in dieser Zeit seine Atemübung durchführt. Er atmet bewusst vier Sekunden ein und vier Sekunden aus. Er selbst sieht das wie bei einem Formel-1-Rennen und nennt die Pause seinen »Boxenstopp«. Er zieht sich sozusagen kurz aus dem Verkehr, um seine Batterien im wahrsten Sinne des Wortes wieder aufzuladen. Er berichtet ganz erstaunt, dass er durch dieses entschleunigte Atmen seinen Körper wieder bewusst spürt. Es dämmert ihm, dass er seinen Körper jahrzehntelang ignoriert hat. Ihm ist bewusst, sein Atem ist sein Leben, begonnen bei der Geburt und schließlich bis zum letzten Atemzug. Er spürt mit

dem entspannten Atem den Rhythmus seines Lebens auf eine angenehme Art und Weise. Alles harmonisiert sich, von der Gehirnaktivität über den Puls bis zur Atmung. Nach zwei Wochen möchte er diesen Anker in seinem Leben nicht mehr missen, Sein »Boxenstopp« ist in sein Leben integriert und gibt ihm neue Kraft und Halt.

Die Vierer-Meditation

Wie kann ich mit gezielter Atmung eine akute Stresssituation gezielt entschärfen?

Sie haben nun gelernt, gezielte Atemübungen in Ihr Leben zu integrieren, und führen diese täglich in mehreren kleinen Einheiten durch. Sie spüren den wohltuenden Effekt jeder dieser kleinen Entspannungseinheiten und möchten sie nicht mehr missen.

Dabei atmen Sie immer genau so lange ein, wie Sie ausatmen. Idealerweise unterbrochen von einer kleinen Atempause nach dem Einatmen aber auch nach dem Ausatmen.

Wenn Ihnen das kohärente Atmen mit fünf Sekunden einatmen und fünf Sekunden ausatmen für den Anfang noch zu anstrengend ist, bietet sich eine Alternative an, um den Einstieg leichter zu schaffen, die sogenannte Vierer-Meditation. Diese Meditation ist in vier Abschnitte gegliedert:

Über vier Sekunden einatmen, vier Sekunden Atempause, vier Sekunden ausatmen und vier Sekunden Atempause. Diese vertiefte Atmung kann man sich sehr leicht antrainieren, und man merkt nach wenigen Minuten, wie wohltuend und entspannend sich diese tiefe Bauchatmung auf den Körper auswirkt. Es stellt sich relativ rasch ein Wärmegefühl im ganzen Körper ein, eine innere Ruhe und Leichtigkeit. Das berichten mir alle meine Patienten, die diese Technik regelmäßig anwenden.

Interessant dabei ist, dass diese Atemtechnik auch bei den amerikanischen Navys trainiert wird. Die amerikanischen Marinesoldaten werden so auf herausfordernde Einsätze vorbereitet. Ein kühler Kopf in bedrohlichen Situationen ist oft lebenswichtig und kann über Leben und Tod entscheiden.

Auch Ihnen kann diese Atemtechnik helfen, schwierige Situationen gelassen zu meistern. Sie können sich entsprechend vorbereiten, indem Sie sich fünf Minuten vor einer schwierigen Situation gezielt zurückziehen und das bereits eingeübte Atemmuster in Ruhe praktizieren. Sie werden sich mit neuer Energie und wiedergewonnener Stärke selbstbewusst der Situation stellen. Im Anschluss an diese Anspannung nehmen Sie sich wieder fünf Minuten Zeit für sich. Lassen Sie den Stress los, atmen Sie sich frei und lassen die Herausforderung hinter sich. Durch die neu erlernte Atmung klären sich die Gedanken, und ein gesunder Verarbeitungsprozess beginnt. Vertrauen Sie Ihrem Körper und vor allem Ihrer mentalen Stärke. Sie werden merken: Je länger Sie in der entspannten Atmung bleiben, desto schneller tun sich Lösungen auf. Sie müssen nicht mehr verkrampft und angestrengt nach einer Lösung suchen. Die Antwort auf ungeklärte Sachlagen kommt von selbst, sie entwickelt sich in Ihrem Inneren, lassen Sie sich getrost darauf ein.

Wenn Sie diese sogenannte kohärente Atmung verinnerlicht haben, wird sie ein Teil von Ihnen sein, immer abrufbar und in jeder Situation eisetzbar. Sie werden auf diese hilfreiche Unterstützung nicht mehr verzichten wollen. Sie gibt Ihnen Souveränität und mentale Power in schwierigen Situationen.

Stressreduzierendes Atmen

Wenn Sie jetzt zusätzlich zu dem kohärenten Atmen noch das stressreduzierende Atmen erlernen, geben Sie ihrem vegetativen

Nervensystem zusätzlich einen Kick in die richtige Richtung. Sie verstärken die Wirkung des relaxierenden Atmens enorm, und der beruhigende Effekt tritt umso schneller ein.

Stressreduzierendes Atmen bedeutet, dass Sie das Verhältnis von Ein- und Ausatmung zugunsten der Ausatmung verändern. Damit aktivieren Sie in noch stärkerem Ausmaß ihr parasympathisches Nervensystem. Der beruhigende Effekt tritt noch schneller und stärker ein. Sie treten sozusagen richtig stark aufs Bremspedal, verlangsamen den Puls und kommen damit schnell und sicher in die Entspannung und in den Ressourcenaufbau. Das ist ideal für die kritischen Zeitpunkte im Alltag und sollte in einer täglichen morgendlichen oder abendlichen Ruheeinheit eingeübt werden.

Es bietet sich an, sich abends vor dem Einschlafen dafür eine Viertelstunde Zeit zu nehmen. Lassen Sie dabei eine langsame und ruhige Meditationsmusik laufen und visualisieren Sie einen entspannten und schönen Moment des Tages. Auch eine schöne Stimmung oder ein Naturerlebnis des letzten Urlaubs oder Wochenendes kann hilfreich sein.

Dabei gilt jetzt die 4711-Regel:

Sie atmen über vier Sekunden ein und über sieben Sekunden aus. Das Ganze erstreckt sich über einen Zeitraum von elf Minuten. Diese Zeit werden Sie wie einen Wellnessmoment für Ihren Körper und Ihren Geist erleben. Erfrischt und erholt beenden Sie diese Atemmeditation. Nach ein bis zwei Wochen täglicher Praxis werden Sie einen entscheidenden Unterschied feststellen. Ihr Herz fängt nicht mehr in jeder anspannenden Situation zu klopfen an, Sie fühlen sich nicht mehr kontinuierlich unter Strom. Sie fühlen sich Ihrem Körper wieder wohl in und brauchen keine Hilfsmittel, um runterzufahren und in den Entspannungsmodus zu kommen. Sie haben es jetzt ganz einfach selbst in der Hand.

Über Ihre stressreduzierende Atmung haben Sie ein hocheffektives Werkzeug, das Ihnen Ihre innere Kraft zurückgibt. Sie sind nicht mehr der Spielball Ihrer Außenwelt und nicht weiter Ihren Emotionen ausgeliefert. Sie beruhigen sich über ihre Atmung selbst und klären Ihre Gedanken. Damit tun sich Lösungen auf, die Sie so nicht für möglich gehalten hätten. Klarheit statt Gefühlschaos, Stärke statt Getriebensein. Sie haben das Gefühl, dass Sie es selbst in der Hand haben, wie entspannt oder stressig Ihr Leben abläuft. Ihr Körperbewusstsein wächst, Sie zeigen klare Grenzen auf und wissen, wo Ihre Belastbarkeit aufhört. Sie wissen, wann Sie Pausen einlegen müssen und welche Pausen Ihnen auch wirklich guttun. Ein klares Nein kommt Ihnen leicht über die Lippen, und Sie bleiben auch dabei und haben ein klares und ruhiges Gewissen. Denn Sie spüren, wie gut Ihnen dieses Loslassen tut, wie sich Ihre Energiespeicher wieder auffüllen.

Ein ruhiger Spaziergang am Wasser mit richtiger Atmung ohne Begleitung ist für Sie kraftschöpfend. Sie lassen Ihre Gedanken fließen und spüren das angenehme Gefühl, bei sich angekommen zu sein. So können Sie sich wieder neue Ziele stecken und sich neuen Herausforderungen stellen. Alles in einer Dosis, die Sie nicht von Ihrem Körper und Ihrem Geist entfernt und Sie nicht unter Druck setzt. Mit freudiger Erwartung gehen Sie auf Neues zu, getriebene Geschäftigkeit ist Ihnen fremd.

Mit Ihrer neuen Einstellung können Sie Wichtiges von Unwichtigem unterscheiden. Sie kennen Ihre Prioritäten, achten auf gute soziale Beziehungen und weisen Ihren Ehrgeiz in seine Schranken. Sie müssen sich nicht mehr beweisen. Alles geschieht zielstrebig, aber nicht angespannt. Sie bleiben auf Ihre Gesundheit fokussiert, die wichtiger ist als das Höherklettern Ihrer Karriereleiter. Der überwiegende Teil Ihres Tages sollte interessant und anregend sein, in keinem Fall hektisch und aufreibend.

Schaffen Sie sich eine ruhige und ungestörte Umgebung, in der Sie sich geschützt und sicher fühlen. Diese Zeit gehört nur Ihnen. Das ist eine wichtige Voraussetzung und verspricht raschen Erfolg.

Lassen Sie sich führen, und konzentrieren Sie sich nur auf Ihre Atmung. Alles andere löst sich von selbst. Ihre Gedanken sind weit weg, Grübeleien verschwinden. Nur das Jetzt zählt und Entspannung macht sich breit. Sie sind offen für ein Getragenwerden und blicken zuversichtlich nach vorne.

Zusammenfassung

1. Gönnen Sie sich täglich Zeit für eine Atemmeditation.
2. Integrieren Sie Atemübungen in Ihren Alltag.
3. Lernen sie kohärentes Atmen. Die Ausatmung benötigt die gleiche Zeit wie die Einatmung.
4. Verhindern Sie über bewusste Atmung eine Übersäuerung Ihres Stoffwechsels.
5. Bringen Sie über vertiefte Atmung Ihr vegetatives Nervensystem wieder in Balance.
6. Senken Sie mit wenigen Atemzügen Ihre Herzfrequenz und Ihren Blutdruck.
7. Üben Sie stressreduzierendes Atmen. Dabei benötigt die Ausatmung mehr Zeit als die Einatmung. Drücken Sie das Bremspedal anstatt kontinuierlich mit Vollgas durchs Leben zu rasen.
8. Gewinnen Sie ein neues Körperbewusstsein mit klarer Abgrenzung zu anderen. Bleiben sie Herr über sich selbst. Sie agieren und brauchen nicht mehr auf äußere Umstände zu reagieren.
9. Gönnen Sie sich wahre Ruhe- und Atempausen. Ein neues Wohlbefinden stellt sich ein. Sie möchten nicht mehr darauf verzichten.

Herzintelligenz

In dem Augenblick, in dem Sie etwas als sehr angenehm empfinden und sich richtig wohlfühlen, wird diese Emotion auch an ihr vegetatives Nervensystem weitergeleitet. Blutdruck, Puls und Atmung entspannen sich, alle physiologischen Systeme sind im Einklang. Dieser Zustand nennt sich Herzkohärenz. Auch wenn Sie in Liebe, Wertschätzung und Mitgefühl an sich selbst oder eine geliebte Person denken und Ihnen im wahrsten Sinne des Wortes warm ums Herz wird, dann schwingen alle ihre Systeme im Einklang, und es kommt zu maximaler Entspannung. Je öfter und gezielter Sie diesen Zustand erreichen, desto weniger stressempfindlich werden Sie, und auch der Alterungsprozess wird verlangsamt.

Man weiß mittlerweile, dass die Emotionen in unserem vegetativen Nervensystem den Ton angeben und nicht die Gedanken. Dieses Wissen kann man sich zunutze machen und gezielt regelmäßig Herzmeditationen durchführen. Dabei verbindet man sich mit seinem Herzen und empfindet tiefe Dankbarkeit und Wertschätzung für das eigene Leben und das Leben seiner Liebsten. In dieses positive Gefühl atmet man ruhig und tief ein und aus. Man verbleibt einige Minuten in diesem Gefühl der Wärme und tiefen Geborgenheit und taucht dann langsam wieder auf. So schwingt diese Emotion nach und man nimmt dieses Gefühl der Sicherheit und des Wohlergehens in den Alltag mit.

Meditationsplan am Ende des Buches.

Messung des Stresslevels

Im vorangegangenen Kapitel haben Sie, liebe Leser, erfahren, wie Sie über gezielte Atmung in einen entspannten Zustand gelangen können und damit Ihren Blutdruck und Ihre Herzfrequenz senken.

Über eine Verbesserung Ihres Wohlbefindens spüren Sie sofort, wie sich Ihr vegetatives Nervensystem beruhigt und entspannt. Das ist unser Ziel. Wir wollen erreichen, dass Sie bewusst den parasympathischen Anteil, also den Ruhepol des vegetativen Nervensystems, stärken und damit eine wichtige Unterstützung in Händen halten, die Ihnen in schwierigen Situationen hilft.

Das subjektive Wohlbefinden und die tiefe innere Entspannung sind also das große Ziel. Wir können den Weg dorthin, von einer belastenden Stresssituation zu einer inneren Entspanntheit und Gelassenheit, mit einer validierten Messmethode objektivieren. Das bedeutet, es ist möglich, zu erkennen und auch zeitnah zu messen, wie sehr sich Ihr Körper während des Tages in bestimmten Situationen gestresst fühlt. Dieser innere Stresslevel ist für Sie nicht unbedingt spürbar.

Natürlich gibt es Situationen, in denen Sie ganz deutlich erfahren, dass Ihr Körper jetzt unter Anspannung steht und Adrenalin ausschüttet. Wenn Sie im Straßenverkehr unterwegs sind und plötzlich das Auto vor Ihnen unvermutet abbremst. Sie spüren, wie Ihr Herz klopft, Ihnen wird heiß, Ihre Hände werden kalt, und Sie spüren, wie massiver Ärger in Ihnen aufsteigt. Diese Situation ist für Sie eindeutig mit Stress verbunden, und Sie werden sich auch noch am Abend an Ihre vegetative Reaktion erinnern.

Daneben gibt es aber viele andere Situationen, die für Ihr vegetatives Nervensystem mit innerem Stress und mit Anstrengung verbunden sind, ohne dass Sie es überhaupt wahrnehmen oder das Ausmaß erahnen können. Dabei handelt es sich häufig um Situationen, die so in Ihrem Alltag integriert sind und zum wiederholten

Mal ablaufen, dass Sie die innere Angestrengtheit als etwas Normales empfinden und dem keinen großen Wert mehr beimessen.

Das kann der regelmäßige Stau auf dem Weg zur Arbeit sein ebenso wie das regelmäßig stattfindende Meeting mit einem unangenehmen Chef. Auch Situationen, die für Sie vordergründig mit Erholung verbunden sind, können für Ihr vegetatives Nervensystem Stress bedeuten. Wenn Sie im Internet surfen über einen längeren Zeitraum, einen spannenden Actionfilm anschauen oder Ihre Aktienkurse verfolgen. All dies kann mentalen Stress bedeuten, der Ihnen so nicht bewusst ist. In dieser Zeit ist vor allem der Sympathikus aktiv, der Parasympathikus hat keine Möglichkeit, das System wieder in Balance zu bringen, wohlgemerkt über einen länger anhaltenden Zeitraum.

Das Gute ist, dass man diesen inneren Stress messen und das Risiko für Bluthochdruck zu diesem Zeitpunkt noch vermindern kann. Denn unbemerkter Stress und nicht wahrgenommene Anspannung führen letztendlich zu erhöhten Blutdruckwerten. Das kann über Jahre völlig ohne Symptome ablaufen.

Der Parameter, der sich bei Stress sofort und auch anhaltend verändert, ist die sogenannte Herzfrequenzvariabilität. Je mehr diese Variabilität atemabhängig schwankt, desto besser funktioniert die neurovegetative Regulation. Das bedeutet, desto belastbarer ist der Organismus, ohne gestresst zu sein.

Die Herzfrequenz beschleunigt sich beim gesunden und entspannten Menschen während der Einatmung und verlangsamt sich wieder während der Ausatmung. Die Herzfrequenz schwingt also sinusförmig im Rhythmus der Atmung. Sind aber Sympathikus und Parasympathikus nicht in Balance, findet keine Schwingung mehr statt, die Variabilität nimmt ab, das System wird starr. Das bedeutet auch, dass eine Beschleunigung der Herzfrequenz während der Einatmung stattfindet, es aber während der Ausatmung zu keiner Verlangsamung kommt. Denn häufig ist die Ausatmung stressbedingt zu kurz im Verhältnis zur Einatmung. Die Herzfrequenz variiert also nicht mehr abhängig von der Atmung um einen bestimmten Bereich, sondern schwingt nur noch minimal.

Je größer also die Herzratenvariabilität (HRV) ist, desto mehr befindet sich das vegetative Nervensystem in Balance. Je kleiner die Herzratenvariabilität, desto gestresster ist der Organismus.

Aus diesem Wert, der sogenannten HRV, kann man daneben noch herauslesen, wie schnell und wie gut sich der Organismus nach einer Belastung erholt. Auch die Regenerationsfähigkeit während der Nacht kann darüber beurteilt werden. Steigt der Wert der HRV nach einer emotionellen Belastung rasch wieder an, ist von einer guten Erholungsfähigkeit des vegetativen Nervensystems auszugehen. Bleibt der Wert dagegen die ganze Nacht niedrig, kann davon ausgegangen werden, dass die notwendige Erholung und Entspannung nachts nicht ausreichend stattfindet.

Wenn man den Puls bzw. die Herzfrequenz und damit auch die HRV über einen bestimmten Zeitraum misst und ableitet, kann man einen sehr guten Gesamteindruck vom Stressniveau eines Menschen gewinnen.

Interessant ist dabei oft, dass die subjektiven Angaben des Patienten mit den erhobenen Werten nicht unbedingt übereinstimmen. Das heißt, der Patient empfindet manche Situationen nicht als Stress, z. B. das abendliche Surfen im Internet, seine HRV ist aber erniedrigt, die Variabilität der Herzfrequenz nimmt also eindeutig ab. Das bedeutet, das vegetative Nervensystem steht unter Stress. Die nächste Stufe wäre dann, dass der Blutdruck ansteigt. Auch dies geschieht häufig unbemerkt und ist für den Pateinten nicht unbedingt spürbar.

Mithilfe dieses Messverfahrens kann also schon sehr frühzeitig erfasst werden, wo individuelle Stressquellen vorhanden sind. Entsprechend früh kann man dann darauf reagieren und eine anstrengende Tätigkeit vorzeitig beenden bzw. regelmäßige Pausen einbauen, sodass es gar nicht zu solchen Stresssituationen kommt.

Wahrscheinlich wäre es für jeden Menschen interessant zu erfahren, wie sein vegetatives Nervensystem individuell auf Anspannungsphasen in seinem Leben reagiert. Und wie sehr der Organismus noch dazu in der Lage ist bzw. ihm auch die Möglichkeit gegeben wird, sich schnell wieder zu regenerieren. Wenn wir ihm allerdings keine Zeit geben, sozusagen einen Gang runterzuschalten und in den Ruhe- und Erholungsmodus zu kommen, dann dürfen wir uns nicht wundern, wenn das System starr wird und nicht mehr regulieren kann.

Alles Gesunde, was unser Körper von sich aus machen würde, ist nicht mehr möglich, weil wir unseren Körper ständig unter Strom halten.

Jeder Motor braucht regelmäßig eine Pause, sonst läuft er sich heiß und altert sehr schnell. Das Gleiche geschieht mit unserem Herzen. Ständige Dopamin- und Cortisolausschüttung bringt unseren Körper dazu, seine regenerativen Mechanismen nicht mehr einzusetzen. Die gesunde Balance ist außer Kraft gesetzt, wir fühlen uns ständig müde und schlapp. Unsere Energievorräte sind leer, unsere Ressourcen aufgebraucht.

Es gibt Aufnahmegeräte, die über 24 Stunden oder noch besser über 48 Stunden unsere HRV aufzeichnen. Parallel dazu werden die Tätigkeiten im Tagesablauf notiert. Der Arzt kann anschließend gemeinsam mit dem Patienten das Protokoll auswerten. Ungesunde Tätigkeiten werden demaskiert, also aufgedeckt, was zu einer Änderung des Lebensstils führen kann. Das Risiko eines beginnenden Bluthochdrucks kann dadurch deutlich minimiert werden. Ebenso kann eine Aussage getroffen werden, warum Blutdruckmedikamente vielleicht nicht so greifen, wie sie sollten.

Auch im späteren Verlauf ist eine HRV-Messung zur Kontrolle sinnvoll. Wurden Lebensstiländerungen durchgeführt bzw. die

Therapie verändert, kann man anhand der Messungen sehr schön sehen, ob das Konzept erfolgreich war oder ob noch Anpassungen vorgenommen werden sollten.

Es gibt auch sogenannte Smartwatches, die über eine Pulsmessung am Handgelenk die HRV messen können. Eventuell gibt diese Uhr Ihnen sogar ein Signal, wenn der Wert der HRV einen bestimmten Bereich unterschreitet. Dann werden Sie dazu angehalten, sich entweder zu bewegen, um in die Entspannung zu kommen. Oder es wird empfohlen, einige tiefe Atemzüge durchzuführen, um die atemabhängige Schwingung der Herzfrequenz wieder zu erhöhen.

Auch mit sogenannten Biofeedbackgeräten ist es möglich, die HRV zu erfassen und positiv zu beeinflussen. Das kann man sich wie ein Trainingsgerät vorstellen, das die gezielte Entspannung sehr effektiv unterstützt. Mithilfe dieses Geräts ist es möglich, über den abgeleiteten Puls zu sehen, ob die eigene HRV im gesunden Bereich liegt oder nicht. Oft wird das über eine bestimmte Farbe angezeigt. Leuchtet das Gerät grün auf, ist die HRV im Entspannungsmodus. Leuchtet das Gerät dagegen rot auf, ist die HRV erniedrigt und der Körper befindet sich auf einem zu hohen Stressniveau. Das Gute ist: Durch gezielte Atmung kann die HRV beeinflusst werden. Das bedeutet, wenn ich meine Atmung verlangsame und vertiefe, aktiviere ich den Nervus Vagus, also das parasympathische System, und die HRV steigt, das System schwingt wieder.

Ich kann also durch eine gezielte langsame und tiefe Atmung die HRV wieder in den guten grünen Bereich bringen. Das Gerät zeigt mir an, in welchem Rhythmus ich am besten atme, um wieder in den gezielten Bereich zu kommen. Dazu leuchten entsprechende Lämpchen auf, die meinen Atemrhythmus vorgeben. Während der Einatmung blinken immer mehr Lämpchen, bis ich weiß, jetzt wechsle ich vom Einatemmodus in den Ausatemmodus. Nun gehen die Lämpchen eines nach dem anderen wieder aus, und ich lasse die Ausatmung fließen. Die Geschwindigkeit des Aufleuchtens kann individuell eingestellt werden. So kann man die Frequenz des Aufleuchtens immer weiter verlangsamen und sich so eine immer tiefere und ruhigere Atmung antrainieren.

Nach kurzer Zeit kommt man damit auf ein sehr schönes Entspannungsniveau. Am besten man trainiert täglich über zehn Minuten immer zur gleichen Zeit. Vielleicht mit einer ruhigen Meditationsmusik im Hintergrund.

Es genügt, dieses Biofeedbackgerät in der Hand zu halten und mit seinem Daumen den Sensor zu berühren. Dieser Sensor misst den Puls und damit auch die Herzfrequenz. Aus der Herzfrequenz kann die HRV abgeleitet werden, und ich sehe sehr schnell, ob ich mich Entspannungsmodus befinde, denn dann leuchtet ein grünes Feld auf. Bin ich dagegen angespannt, leuchtet das Feld rot auf. Über eine geeignete tiefe und verlängerte Atmung kann ich mich immer wieder in den Ruhemodus bewegen und in tiefe Entspannung abtauchen. Dies alles geschieht sehr rasch und sehr effizient.

So werden Grübelschleifen unterbrochen ebenso wie oberflächliche und ineffektive Atmung. Nach zehn Minuten ist man tiefenentspannt und fühlt sich gewappnet für den Tag, und man kann mit neuer Energie starten.

Hat man die vertiefte und verlängerte Atmung mithilfe des Trainingsgerätes verinnerlicht, dann gelingt dies auch bald ohne Unterstützung. Das neue Atemmuster hat sich als sogenanntes Engramm neu im Gehirn manifestiert und ist jederzeit abrufbar. Nutzen Sie also Ihre neu erlernte Entspannungsmethode und wenden Sie sie regelmäßig während Ihres Tagesablaufes an.

Man weiß, dass tägliche Atemmeditation das Herzinfarkt- und Schlaganfallrisiko um die Hälfte senken kann.

In Studien mit Patienten, die mit einer Computertomografie gescannt worden sind, während sie Aufgaben lösen sollten, zeigte sich folgendes Ergebnis. Bei Patienten, die nach 90 Minuten eine zehnminütige Pause einlegten, wurden die Aufgaben signifikant besser gelöst. Die Aktivität im Gehirn lässt nach dieser Zeit spürbar nach, auch wenn wir glauben, unsere Konzentration besteht unvermindert auf gleichem Niveau weiter. Man konnte also mithilfe des Computertomogramms feststellen, dass das Konzentrationslevel des Gehirns während 90 Minuten langsam, aber stetig abnahm. Mithilfe einer zehnminütigen Pause war es möglich, das Aktivitätsniveau des Gehirns wieder auf das gleiche Ausgangsniveau anzuheben.

Noch besser wäre für unser Gehirn und die Effektivität seiner Denkleistung, wenn wir alle 30 Minuten eine kurze Pause von zwei bis drei Minuten einlegen. Einmal kurz strecken, zehn tiefe Atemzüge nehmen, einen Schluck Wasser trinken. Das steigert die Effektivität unserer Arbeit und hält unsere Energie auf einem höheren Niveau.

So kehren wir nach einem langen Arbeitstag deutlich weniger erschöpft und ausgelaugt abends nach Hause zurück. Es bleibt noch genügend Kraft für eine abendliche Runde im Freien. Und vielleicht sogar genügend Energie für ein selbst zubereitetes leichtes und gesundes Abendessen.

Patientenbeispiel:
Eine Patientin berichtete mir begeistert, dass sie abends regelmäßig zwanzig Minuten eine Meditation anhöre, die sie regelmäßig in tiefe Entspannung bringe. Ihre Atemübungen, zunächst mit Biofeedbackgerät und jetzt auch ohne, habe sie verinnerlicht. Sie fühle sich so wohl und angenehm ruhig, dieses Gefühl kenne sie so nicht, es sei richtig neu für sie. Das Beste sei, dass sie es auch tagsüber schaffe, mehrmals vom Schreibtisch aufzustehen und am geöffneten Fenster einige Atemübungen zu machen.

Ihre neu gekaufte Fitnessuhr, eine sogenannte Smartwatch, zeige ihr zudem die Herzratenvariabilität (HRV) an. Immer wenn sie nicht mehr im entspannten Bereich liegt, bekomme sie einen Alarm. Dann mache sie einige vertiefte Atemzüge oder bewege sich kurz. So habe sie eine große Sensibilität für Situationen entwickelt, die ihr nicht guttun und ihr Stressniveau ansteigen lassen. Auch ihr Blutdruck sei um vieles konstanter und nicht mehr so starken Schwankungen ausgesetzt. Sie fühle sich viel ausgeglichener und belastbarer.

Zusammenfassung

1. Innere Balance bedeutet, dass sich das vegetative Nervensystem Sympathikus und Parasympathikus im Gleichgewicht befinden.
2. Die Messung der Herzratenvariabilität (HRV) über den Puls zeigt das innere Stressniveau an.
3. Bei einem Ungleichgewicht des vegetativen Nervensystems ist die HRV erniedrigt.
4. Über eine gezielte verlängerte Ausatmung kann die HRV wieder angehoben werden. Der Stresslevel sinkt.
5. Über Biofeedbackgeräte kann eine tiefe entspannte Atmung trainiert werden.
6. Durch eine Erniedrigung des Stresslevels können Sie Bluthochdruck vorbeugen.
7. Einige Fitnessuhren messen die HRV und schicken einen Alarm. Mit Bewegung oder Atemübungen können Sie die HRV wieder anheben.

Ein sehr gutes Beispiel, wie man die Herzratenvariabilität für sich nutzen kann, ist der Meditationsball Qiu von Biodesign. Man nimmt ihn während der Meditation in die Hand, dabei wird der Puls gemessen. Atmet man nun in einem vorgegebenen ruhigen Atemrhythmus, steigt die Herzfrequenzvariabilität in einen höheren gesunden Bereich, und der Ball leuchtet grün auf. Verlässt man das entspannte Atemmuster wieder, leuchtet der Ball rot auf. Das nennt sich Neuro-Feedback. Das Gehirn lernt aufgrund der Rückkopplung sehr schnell, wie ein gesundes Atemmuster aussieht, und speichert es daraufhin ab. Eine sehr effektive Methode, um eine Blutdrucksenkung zu verstärken und mehr Gelassenheit in den Alltag einziehen zu lassen.

Mind-body-medicine

Die sogenannte Ordnungstherapie ist Teil jeder naturheilkundlichen Therapie. Sie beinhaltet ein Konzept für gesunde Lebensführung, in dem die Selbstverantwortung des Einzelnen für seine Gesundheit eine große Rolle spielt. So gab schon Hippokrates Empfehlungen zur Einhaltung von Aktivität bzw. Ruhephasen, zu regelmäßigen Mahlzeiten, Umgang mit Genussmitteln und zur allgemeinen Mäßigung. Auch die noch ältere Ayurveda-Medizin gibt Empfehlungen, wie sich Menschen unter Berücksichtigung des Tages- und Jahresrhythmus am günstigsten verhalten.

Ausgehend von den USA, entwickelte sich schließlich in Europa in den letzten Jahren zunehmend die sogenannte Mind-Body-Medizin. Es gibt Acht-Wochen-Programme, mit deren Hilfe die Selbstregulationsfähigkeit des Organismus gefördert und gestärkt werden soll. Die Fähigkeit des Einzelnen zur Selbstwahrnehmung, Selbstfürsorge und Selbstverantwortung spielt dort eine große

Rolle. Jeder Einzelne kann sein Verhalten ändern, wenn es für ihn sinnvoll und umsetzbar erscheint. Mithilfe von regelmäßigen Meditations- und Entspannungsverfahren ändert sich die Wahrnehmung und Beurteilung von Stresssituationen. Achtsamkeit spielt hier eine große Rolle. Es wird die Aufmerksamkeit auf den gegenwärtigen Moment gelenkt und eine zunehmende Gelassenheit trainiert. Akzeptanz und Zugewandtheit werden als sehr wichtig angesehen.

Alle diese Programme und therapeutischen Möglichkeiten sind vor allem für chronische Erkrankungen konzipiert. Allen voran die Bluthochdruckerkrankung. Gerade bei der Bluthochdruckerkrankung spielen Selbstverantwortung und Selbstregulation eine sehr große Rolle. Nur so können neue Verhaltensmuster ins Alltagsleben integriert und schädigende Verhaltensweisen erkannt und behoben werden.

Wie schon Hippokrates sagte, besteht die Heilkunst im Hinzufügen und im Weglassen, in der Wegnahme des Überschüssigen und in der Hinzufügung des Fehlenden. Dieses Zitat beschreibt sehr anschaulich die Ordnungstherapie. Ein Mensch mit Bluthochdruck betreibt z. B. Bodybuilding mit Maximalkraftübungen. Das Überschüssige (die Maximalkraftübungen) sollten weggelassen werden oder durch Übungen im Muskelausdauerbereich ersetzt werden, das Fehlende (blutdrucksenkende Ausdauerbelastungen wie Walken, Radfahren oder Joggen) sollte hinzugefügt werden.

Das Weglassen schädigender Reize – z. B. zu große Mahlzeiten oder zu ausgeprägter regelmäßiger Alkoholgenuss – führt zu einer Verbesserung der Lebensqualität und zur Verlängerung der Lebensdauer. So wird der Organismus in die Lage versetzt, sich selbst zu regulieren und tägliche Belastungen zu meistern.

Häufig ist es so, dass durch verstärkte Aktivitäten auf übergeordneten Ebenen versucht wird, persönliche Mängel oder Fehlverhalten auszugleichen. Nicht wenige Menschen verwenden großen missionarischen Eifer darauf, die Welt zu verbessern, übersehen dabei aber die Störungen oder Dysbalancen in ihrer nächsten Umgebung oder bei sich selbst.

Es gibt drei Ebenen, die alle miteinander im Gleichgewicht stehen sollten. Wer es schafft, eine Balance in diesen drei Ebenen zu halten, wird mit körperlicher und psychischer Gesundheit belohnt.

Die erste Ebene ist die persönliche, individuelle Ebene. Hier geht es darum, Fehlernährung, Übergewicht, Bewegungsmangel zu verhindern und in ausgewogenem Ausmaß Genussmittel zu sich zu nehmen.

Die zweite Ebene beinhaltet das soziokulturelle Umfeld. Familienkonflikte, Stress am Arbeitsplatz und lokale Umweltbelastungen wie Lärm, Feinstaubbelastung spielen eine wichtige Rolle. Wie gehe ich damit um? Welche Regulationsmechanismen besitze ich? Wie hoch ist meine Toleranzschwelle, wie ausgeprägt ist meine Gelassenheit? Habe ich entsprechende Werkzeuge, um mit Stresssituationen umzugehen? Wie finde ich einen gesunden Ausgleich? Gibt es andere Möglichkeiten, um mich zu belohnen und zu entspannen, als den Griff zum Süßigkeitenfach oder zu den Getränken im Kühlschrank? Könnte ich eine Runde um den Block drehen, in Ruhe eine Zeitung oder ein Buch lesen oder mich auf das Fahrrad schwingen? Am besten einfach mal ausprobieren, eine neue Gewohnheit dazugewinnen und dann vielleicht auch alte Verhaltensmuster Stück für Stück ablegen. Ohne Druck, aber mit immer sensitiverem Körpergefühl. Was tut mir gut, wo fühle ich mich auch danach noch zufrieden und entspannt?

Schließlich gibt es noch die dritte Ebene, nämlich übergeordnete soziale Systeme. Dazu zählt u.a. das Ansehen des Berufsstandes, aber auch z.B. globale Umweltverschmutzung. Wie wichtig ist für mich mein Ansehen nach außen? Wie wichtig sind mir Statussymbole? Teure Urlaube? Sind sie den Preis wert, meine

Gesundheit dafür aufs Spiel zu setzen, mich mit anderen ständig zu vergleichen? Oder lebe ich meinen Rhythmus, meine Vorlieben, auch wenn diese weniger spektakulär, aber dafür entspannender und zufriedenstellender für mich sind?

Alle diese drei Ebenen sollten miteinander im Einklang stehen. Bin ich getrieben, unzufrieden und schaffe es nur schwer, abends runterzufahren und abzuschalten? Probiere ich auch einmal etwas Neues aus oder bin ich in meinen Routinen gefangen?

Jeder von uns kann sich diese Fragen im Laufe seines Lebens immer wieder stellen. Und immer ist es möglich, Ja oder Nein zu sagen. Ein Ja zu gesunder Lebensweise und ein Nein zu schädigenden Einflüssen.

Bleiben Sie ehrlich zu sich selbst und spüren Sie Ihren Körper wieder. Er wird Ihnen alles sagen. Er meldet sich, wenn Sie nach zu langem Sitzen oder einseitiger Körperhaltung Rückenschmerzen haben. Hören Sie dieser Stimme zu und bauen Sie regelmäßig kleine Bewegungseinheiten in Ihren Alltag ein.

Welches Körpergefühl haben Sie nach einer Mahlzeit, nach einem langen Arbeitstag, nach einer langen Woche? Was können Sie Ihrem Körper Gutes tun, um eine Balance in Ihr Leben zu bringen?

Stimmt Ihr Innen mit Ihrem Außen überein? Wie ist es mit Ihrer inneren Zufriedenheit? Liegen Sie bei neun bis zehn Punkten, wenn zehn die Vollpunktzahl bedeutet? Wenn nicht, setzen Sie alles daran, dieses Ziel Schritt für Schritt zu erreichen! Es ist möglich für jeden, dahinzukommen.

Verschaffen Sie sich genügend Informationen, sprechen Sie mit den geeigneten Menschen darüber, ändern Sie Ihr Bewusstsein und Ihre Zielsetzung, und Sie werden überrascht sein, wo Sie landen! Alles ist möglich, think big, setzen Sie sich große Ziele. Am besten halten Sie sie schriftlich fest. Und dann kann es losgehen. Bleiben Sie dran und lassen Sie nicht locker. Jeder neue Tag sollte ein Schritt in die neue Richtung sein und Sie mit der Gewissheit erfüllen, dass Sie Ihren Zielen wieder ein Stück näher gekommen sind.

Mentaler Weg zur Gesundung

1. Wie empfinde ich meinen Tagesablauf?
2. Habe ich meine To-dos im Griff oder haben sie mich im Griff?
3. Nehme ich mir zu viel vor?
4. Helfen mir klarere Strukturen?

Ernährung

1. Kann ich mehr Zeit für gesunde Mahlzeiten einbauen?
2. Habe ich eine halbe Stunde Zeit, um mir ein frisches Essen zuzubereiten?
3. Habe ich klare Essensrhythmen? Alle vier bis fünf Stunden? Kann ich die Pausen zwischen den Mahlzeiten einhalten?
4. Fühle ich mich nach den Mahlzeiten gut?

Bewegung

Habe ich einmal am Tag Zeit, eine halbe Stunde draußen an der frischen Luft bei einer kleinen Runde zu verbringen? In der Mittagspause? Oder 15 Minuten zur Arbeit und 15 Minuten nach der Arbeit?

Kleine Auszeiten mit großer Wirkung!

Entspannung

1. Habe ich morgens oder abends Zeit, um mir 20 bis 30 Minuten eine Meditation anzuhören?
2. Kann ich dabei immer wieder meine Atemübungen durchführen?
3. Denke ich tagsüber an kleine Einheiten des richtigen Atmens (beim Autofahren, Busfahren, an der Kasse, während einer Besprechung oder Videokonferenz)?

Das Mindset ändern

1. Wie kann ich aus meinem Leben Druck rausnehmen?
2. Auf welche materiellen Ziele kann ich verzichten?
3. Was ist mir meine Gesundheit wert?
4. Bin ich bei mir, meinen inneren Werten oder im Außen, der Betrachtung und Bewertung der anderen?

Zusammenfassung

1. Überdenken Sie Ihren Lebensstil.
2. Nehmen Sie Druck heraus. Auf welche Ziele im Außen, auf materieller Ebene, können Sie verzichten?
3. Planen Sie Ihren Tagesablauf neu.
4. Setzen Sie sich Ziele, die mit Ihrer Gesundheit zu tun haben.
5. Nehmen Sie sich Zeit für zwei bis drei entspannende und frische Mahlzeiten.
6. Bewegen Sie sich täglich eine halbe Stunde in der frischen Luft.
7. Gönnen Sie sich morgens oder abends eine halbe Stunde Meditation.
8. Denken Sie in kleinen Pausen tagsüber regelmäßig an ihre Atemübungen.
9. Bleiben Sie bei sich und Ihrem individuellen Gesundheitsplan.

Stress weg – neue Impulse

Nehmen Sie sich zehn Minuten Zeit und holen Sie sich Papier und Stift oder PC bzw. Laptop.

Notieren Sie sich auf der linken Hälfte der Seite alle Dinge, die Ihnen guttun und die Ihnen Ruhe und Entspannung bringen.

Auf der rechten Hälfte des Blattes tragen Sie alle Situationen oder Menschen ein, die Sie unter Druck setzen, belasten oder ärgern.

Das Ziel wäre, jeden Tag eine halbe Stunde (am Anfang) bis zu einer Stunde oder mehr (im Laufe der Zeit) eines dieser angenehmen Dinge in Ihren Alltag zu integrieren. Eine Beschäftigung, auf die Sie sich schon morgens beim Aufstehen freuen können. Wo sie wissen, diese 30 Minuten oder mehr sind unantastbar. Sie brauchen dieses Zeitfenster zum Entspannen und Abschalten. Auch Ihre Familie sollte diese Zeit akzeptieren und Sie unterstützen, damit Sie sich zurückziehen können. Kommunizieren Sie, wie wichtig diese Zeit für Sie ist, und ermöglichen Sie ähnliche Entspannungsrituale auch Ihren Angehörigen.

Suchen Sie sich Dinge, die Ihnen Ruhe bringen und Ihnen Spaß machen:

- z. B. in Ruhe ein Buch lesen
- einen ruhigen Spaziergang machen
- in Ruhe meditieren
- in Ruhe eine Tasse Kaffee oder Tee trinken und Musik hören

unterstützende Rituale:

- die Handgelenke und die Herzgegend mit Melissenöl einreiben
- ein bis zwei Tassen Melissentee abends trinken
- Hopfentee aus einem TL Hopfenzapfen und 150 ml kochendem Wasser zubereiten; zehn Minuten ziehen lassen

Die Dinge, die Sie auf der rechten Seite des Blattes notiert haben und die Sie unter Druck setzen, gehen Sie folgendermaßen an:

Sie greifen einen Punkt heraus und überlegen sich, wie Sie in Ruhe hier Druck herausnehmen können. Vielleicht suchen Sie sich bei einer Freundin oder einem Freund Rat. Oder Sie sprechen mit Ihrem Hausarzt oder ziehen einen Coach hinzu. Öffnen Sie sich. Aus einer zweiten Perspektive tun sich neue Lösungswege auf. Eventuell steht eine neue Abteilung oder eine neue Arbeitsstelle an, reduzierte Wochenstunden, mehr Abstand zu einer belastenden Person, mehr Zeit für sich selbst. Und mehr Zufriedenheit, mehr innere Ruhe und weniger Anforderungen von außen. Stellen Sie ein neues Gleichgewicht her, das sich für Sie gut anfühlt. Balance im Innen und Außen heißt das Zauberwort!

Günstige Mineralstoffe

Eine optimale Versorgung mit essenziellen Mineralstoffen bei Herz-Kreislauf-Erkrankungen findet in Wissenschaft und Praxis zunehmendes Interesse.

Ich möchte Ihnen im Folgenden darlegen, welche Rolle Mineralstoffe bei der arteriellen Hypertonie, aber auch bei Herzrhythmusstörungen und Herzinsuffizienz (Herzschwäche) spielen können.

Magnesium

Als Standardtherapie in der Hypertoniebehandlung werden häufig Diuretika, also wassertreibende Medikamente eingesetzt. Bekanntermaßen entziehen Diuretika dem Körper Wasser und senken auf diese Weise den Gefäßdruck. Mit der Flüssigkeit gehen allerdings auch essenzielle Mineralstoffe wie Magnesium verloren. Ein Teufelskreis, da der Biofaktor eine wichtige Rolle für die Leistung des Herzmuskels spielt. Magnesium wirkt gefäßerweiternd und blutdrucksenkend, er kann die Herzfrequenz senken und Herzmuskelgewebe schützen. Umgekehrt kann ein Magnesiummangel die neuromuskuläre Erregbarkeit fördern, wodurch sich das Risiko für Hypertonie, aber auch für Herzrhythmusstörungen und Herzschwäche erhöht.

Es ist mittlerweile gut dokumentiert, dass ein Magnesiumdefizit von großer pathogenetischer Bedeutung für die Entstehung der essenziellen Hypertonie ist. In zahlreichen Studien konnte gezeigt werden, dass bei einem Teil der als essenziell eingestuften Hypertoniker ein Magnesiummangel vorliegen kann. Bei Hypertonikern war der blutdrucksenkende Effekt bei Gabe von medikamentöser Therapie plus Magnesium sehr deutlich ausgeprägt. Die zusätzliche Gabe von Magnesium senkte den Blutdruck systolisch um 19 mmHg und diastolisch um 11 mmHg. Als Tagesdosis empfehlen sich 240 mg bis 480 mg Magnesium pro Tag. Bei Patienten mit einem schweren Magnesiummangelsyndrom kann die Dosis im Einzelfall deutlich höher liegen. Die einzige Nebenwirkung kann eventuell ein weicher Stuhlgang sein. Durch langsame Aufdosierung kann dies aber häufig vermieden werden.

Auch bei älteren Patienten kann unter einer Substitution von 400 mg Magnesiumcitrat täglich eine gute zusätzliche Blutdrucksenkung erreicht werden, berichtet Prof. Klaus Kisters, Chefarzt der Medizinischen Klinik in Herne.

Besonders bei Patienten mit Grenzwerthypertonie und Hypertonie Grad I kann durch Umstellung der Lebensgewohnheiten und regelmäßige Magnesiumeinnahme häufig eine Normalisierung erhöhter Blutdruckwerte erzielt werden. Bei der Magnesiumeinnahme ist zu berücksichtigen, dass organische im Vergleich zu anorganischen Verbindungen besser verträglich sind und eine höhere Bioverfügbarkeit aufweisen. Das bedeutet, der Mineralstoff kann vom Körper besser verwertet werden und es steht dem Körper in höherer Dosierung zur Verfügung. Deshalb sollten Sie Magnesiumcitrat dem Magnesiumoxalat und Magnesiumcarbonat vorziehen. Magnesiumcitrat wird doppelt so gut aufgenommen wie die anderen beiden Verbindungen.

Wissenschaftliche Untersuchungen konnten zeigen, dass bei Patienten mit Herzerkrankungen durch Bluthochdruck sowohl Lebensqualität als auch Lebenserwartung unter einer Therapie mit Magnesium ansteigen. Auch Herzrhythmusstörungen sprechen positiv auf eine Magnesiumtherapie an. Niedrige Magnesiumspiegel im Blut (< 0,8 mmol/l) sind mit erhöhter KHK-Sterblichkeit (KHK = Koronare Herzkrankheit) und erhöhtem Risiko für plötzlichen Herztod assoziiert.

Ein Anstieg des Magnesiumspiegels im Blut um 0,1 mmol/l erniedrigt die Sterblichkeit an koronarer Herzerkrankung um knapp 20 Prozent. Es ist also sinnvoll, sich ein- bis zweimal im Jahr den Magnesiumspiegel messen zu lassen. Ideal und sehr schützend sind Werte zwischen 1,0 und 1,1 mmol/l.

Es gibt Zusammenhänge zwischen dem Fortschreiten einer symptomlosen Arteriosklerose und einem niedrigen Magnesiumspiegel. Nehmen Sie also Magnesium nicht erst ein, wenn Sie einen Herzinfarkt hatten, sondern schon deutlich früher! Jeder von uns hat Stress und bei jeder Stresssituation wird Magnesium verbraucht. Füllen Sie also ihre Speicher wieder auf und achten sie darauf, ausreichend mit diesem wichtigen Mineralstoff versorgt zu sein.

Besteht im Körper ein Magnesiummangel, dann wird es aus Knochen und Muskeln freigesetzt. Häufig ist der Körper erst ab einem Serumspiegel von 1,0 mmol/l ausreichend mit Magnesium versorgt. Sie können nicht zu viel Magnesium einnehmen, das Einzige, was passieren kann, ist ein weicher Stuhlgang. Denn die

Darmmuskulatur entspannt sich. Deshalb wird Magnesium auch gerne zum Abführen benutzt.

Der Zusammenhang zwischen Magnesiumversorgung und dem Auftreten von Herz-Kreislauf-Erkrankungen konnte zudem in mehreren großen Kohortenstudien eindrucksvoll dargestellt werden. Im Rahmen der *Nurses Health Study*, die die Daten von fast 90 000 Krankenschwestern über einen Zeitraum von fast 28 Jahren untersuchte, hatten diejenigen Teilnehmerinnen mit der höchsten Magnesiumaufnahme (>342 mg/Tag) ein um mehr als ein Drittel niedrigeres Risiko, einen tödlichen Herzinfarkt zu erleiden, im Vergleich zu denjenigen Teilnehmerinnen mit der niedrigsten Magnesiumaufnahme (<246 mg/Tag).

Zwei Übersichtsarbeiten, die jeweils mehr als 240 000 Teilnehmerinnen auswerteten, konnten ebenfalls herausstellen, dass eine höhere Magnesiumzufuhr mit einer Verringerung des Schlaganfallrisikos um acht bzw. elf Prozent verbunden ist.

Folgende Symptome treten bei Magnesiummangel auf:

Unspezifische Symptome

Schwäche, Müdigkeit, Schlafstörungen, reduzierte Stresstoleranz, Konzentrationsschwäche, Chronisches Fatigue-Syndrom

Symptome des Nervensystems

Nervosität, Unruhe, Kopfschmerzen, Migräne, Schwindel, Depression, Angststörung

Magen-Darm-Symptome

Übelkeit, Verstopfung

Herz-Kreislauf-Symptome

Bluthochdruck, Herzrhythmusstörungen, Arteriosklerose

Stoffwechselstörungen

Erhöhtes Risiko für metabolisches Syndrom, reduzierte Glucosetoleranz, gestörte Bildung von aktivem Vitamin D, erhöhtes Cholesterin

Gynäkologische Symptome

Menstruationsbeschwerden, vorzeitige Wehen

Weitere Symptome

Erhöhtes Osteoporose-Risiko, erhöhte Asthmaneigung

Magnesiumhaltige Lebensmittel	
In 100 g	*Magnesiumgehalt in mg*
Haferflocken	140
Weizenkeime	250
Haferkleie	235
Kichererbsen	140
Banane	110
Leinsamen	320
Kürbiskerne	530
Pinienkerne	400
Sonnenblumenkerne	330
Cashewnüsse	270
Mandeln	240

Sie sehen also, wie sinnvoll es ist, morgens ein Müsli mit Haferflocken oder Haferkleie zuzubereiten. Das macht Sie nicht nur lange satt, sondern schützt Sie auch vor Stressreaktionen durch den hohen Magnesiumgehalt. Außerdem nehmen Sie ausreichend Ballaststoffe zu sich. In Haferkleie sind noch mal 50 Prozent mehr Ballaststoffe enthalten als in Haferflocken, nämlich 15 g pro 100 g.

So haben Sie schon die Hälfte der empfohlenen Tagesdosis an Ballaststoffen zu sich genommen.

Wenn Sie als Snacks dann noch auf verschiedene Samenkerne wie Kürbiskerne, Pinienkerne oder Sonnenblumenkerne oder Cashewnüsse zurückgreifen, geben Sie Ihrem Körper genügend Power, um mit den Belastungssituationen des Alltags klarzukommen. Zudem enthalten sie Zink, Selen, Eisen und zahlreiche B-Vitamine.

So wirkt Kalium auf das Herz

Auch der Biofaktor Kalium ist an der Aufrechterhaltung eines gesunden Herzrhythmus maßgeblich beteiligt. Unter Hypokaliämie, also Kaliummangel, nimmt der Kaliumgradient an der Zellmembran zu und die elektrische Stabilität der Zellen am Herzen verringert sich. Dadurch kann der Herzrhythmus aus dem Gleichgewicht geraten, und es resultieren kardiale Symptome wie Herzrhythmusstörungen, EKG-Veränderungen, ventrikuläre und supraventrikuläre Extrasystolen (Extraschläge), Tachykardien (Herzrasen), in schweren Fällen auch lebensbedrohliche Rhythmusstörungen wie Kammerflimmern und schließlich auch plötzlicher Herztod.

Die blutdrucksenkende Wirkung von Kalium ist mit Studien nachgewiesen.

Kalium spielt bei der Regulierung des Blutdrucks eine wichtige Rolle. Mittlerweile empfiehlt die Weltgesundheitsorganisation WHO aufgrund der Ergebnisse einer Metaanalyse von insgesamt 33 Studien mit über 128 000 Teilnehmern eine gesteigerte Kaliumzufuhr bei Bluthochdruck. So lässt sich sowohl der systolische als auch der diastolische Blutdruck senken. Der systolische Blutdruck sank in den Studien im Durchschnitt um 3,49 mmHg, der diastolische Blutdruck reduzierte sich im Mittel um 1,96 mmHg. Zusätzlich sank das Schlaganfallrisiko signifikant: Die Zahl der Schlaganfälle reduzierte sich um 24 Prozent. Dabei ist laut aktueller Studienlage eine Kaliumzufuhr von 3500 mg bis 4700 mg pro Tag optimal.

Bisher hielt sich die Medizin aufgrund der bekannten negativen Auswirkungen einer Hyperkaliämie, nämlich Herzrhythmusstörungen bis hin zum Herz-Kreislauf-Stillstand, mit Einnahmeempfehlungen zurück. Das Risiko besteht allerdings nur bei Menschen mit eingeschränkter Nierenfunktion. Die WHO-Empfehlung lautet aufgrund der obigen Studienergebnisse, dass eine Aufnahme von mindestens 3,5 g Kalium pro Tag bei Bluthochdruck sinnvoll ist.

Kalium wirkt nicht isoliert. Kombiniert mit einem Magnesiumdefizit kann ein Kaliummangel Arrhythmien am Herzen verursachen oder verstärken. Und eine Senkung des systolischen Blutdrucks durch Kalium und Magnesium gelingt nachhaltiger, wenn weniger Natrium bzw. Kochsalz aufgenommen wird. Für die Blutdruckregulation ist eine ausgeglichene Elektrolytbalance zwischen Natrium und Kalium entscheidend. Kalium kann nur ausreichend aufgenommen werden, wenn genug Magnesium im Körper vorhanden ist. Bei Magnesiummangel sinkt also auch die Kaliumaufnahme in die Zellen und das kardiale Risiko erhöht sich weiter.

Für ein gesundes Herz ist auch Vitamin D entscheidend

Ein enger Zusammenhang besteht auch zwischen Magnesium und Vitamin D. Vitamin D benötigt Magnesium, um in seinen aktiven Metaboliten (Stoffwechselprodukt) umgewandelt zu werden. Und Vitamin D fördert die Resorption von Magnesium im Dünndarm.

Fehlt also einer der beiden Metaboliten, so kommt es wechselseitig auch zum Mangel des anderen.

Diese Beziehung zwischen den beiden Biofaktoren ist deshalb so wichtig, weil auch Vitamin D eine große Rolle bei der Entstehung von Herz-Kreislauf-Erkrankungen spielt. Lange Zeit kannte man vor allem die Bedeutung von Vitamin D bei der gesunden Knochenentwicklung. Neuere Studienergebnisse bestätigen aber auch die Relevanz von Vitamin D bei Herz-Kreislauf-Erkrankungen. Daneben spielt das Vitamin bei Diabetes mellitus, Krebs und entzündlichen Autoimmunerkrankungen eine große Rolle. Das bedeutet, bei einem Mangel von Vitamin D kommt es häufiger zum Auftreten von oben genannten Erkrankungen. Bei einem ausreichend hohen Spiegel von Vitamin D im Blut hat man also einen bedeutsamen Schutz, und das Risiko, dass diese Krankheiten entstehen, ist deutlich geringer.

Daneben konnten wissenschaftliche Untersuchungen nachweisen, dass bei Erkrankungen des Herz-Kreislauf-Systems die Verordnung von Vitamin D vorteilhaft sein kann:

1. Ein Vitamin-D-Mangel gilt neben dem Magnesium- und Kaliummangel als Risikofaktor für die Entwicklung eines Bluthochdrucks.
2. Es besteht ein Zusammenhang zwischen Vitamin-D-Defizit und Bluthochdruck bei Mangel an UV-Strahlung durch reduzierte Sonneneinstrahlung
3. Ergebnisse klinischer Studien sprechen für die Hypothese, dass ein ausreichender Vitamin-D-Status die Senkung des Bluthochdrucks fördert. Zielspiegel im Serum sind dabei oberhalb von 50 nmol/l (25-=H-Vitamin D muss bestimmt werden im Blut, ein Vorläufer des aktiven Vitamin D)
4. Metaanalysen kontrollierter Studien zeigen, dass eine Vitamin-D-Supplementierung den systolischen Blutdruck um 2 bis 6 mmHg senken kann.

5. Ein Vitamin-D-Mangel kann das Risiko für Angina pectoris, Herzinfarkt, plötzlichen Herztod, Herzinsuffizienz und kardiovaskuläre Mortalität erhöhen.

Zusammenfassung

1. Bei jedem Patienten mit Bluthochdruck sollte der Magnesium-, Kalium und 25-0H-Vitamin-D-Spiegel bestimmt werden.
2. Ein Magnesiumdefizit kann zur Entstehung der arteriellen Hypertonie beitragen.
3. Regelmäßige Magnesiumgaben wirken sich positiv auf Herzrhythmusstörungen wie Tachykardien und Extrasystolen aus.
4. Die Wahrscheinlichkeit, an einer koronaren Herzerkrankung zu versterben, sinkt um 20 Prozent, wenn das Serummagnesium um 0,1 mmol/l angehoben wird (also statt 0,8 wird 0,9 mmol/l im Blut gemessen).
5. Ein ausgeglichener Magnesiumhaushalt kann sich positiv auf eine Herzschwäche auswirken.
6. Kalium ist an der Aufrechterhaltung eines gesunden Herzrhythmus maßgeblich beteiligt.
7. Ein Magnesiummangel kombiniert mit einem Kaliummangel kann Arrhythmien am Herzen verursachen.
8. Ein Vitamin-D-Defizit gilt als Risikofaktor für die Entstehung einer Hypertonie.
9. Ein Anheben des Vitamin-D-Spiegels auf oberhalb von 50 nmol/l fördert die Senkung des arteriellen Blutdrucks.
10. Ein Vitamin-D-Mangel kann das Risiko für Herzinfarkt, plötzlichen Herztod und chronische Herzschwäche (Herzinsuffizienz) erhöhen.

Lassen Sie Ihren Blutspiegel von Magnesium, Kalium und Vitamin D bestimmen. Nehmen Sie bei erhöhtem Blutdruck täglich Magnesium ein (z. B. Magnesium 400 mg). Eventuell auch Kalium bei normaler Nierenfunktion unter Aufsicht eines Arztes. Und ein- bis zweimal in der Woche ein Depotpräparat von Vitamin D (z. B. Dekristol 20 000 I.E.) zu der Hauptmahlzeit. Vitamin D ist fettlöslich und wird nur vom Körper ausreichend aufgenommen, wenn gleichzeitig Fette zugeführt werden.
Sollten Sie immer wieder Extrasystolen haben, dann könnten Sie ein Präparat wie Tromcardin complex einnehmen (2 x 2 Tabletten). Es besteht hauptsächlich aus Kalium und Magnesium und ist sehr hilfreich. Natürlich nur, wenn schwerwiegende Rhythmusstörungen ausgeschlossen wurden und unter regelmäßiger ärztlicher Kontrolle.

Weitere günstige Nährstoffe

Sekundäre Pflanzenstoffe

Neben den Nahrungsmitteln, die im Rahmen der DASH-Ernährung empfohlen werden, gibt es auch noch eine Reihe anderer sekundärer Pflanzenstoffe, die den Blutdruck günstig beeinflussen können. Diese sind im Sinne einer Ergänzung zu den oben genannten Maßnahmen sinnvoll, niemals jedoch als alleinige Therapie.

Phenole

Im Weißdorn ist eine große Menge an Phenolen erhalten. Diese Phenole haben gefäßerweiternde und entzündungshemmende Eigenschaften.

Auch in Bitterschokolade mit hohem Kakaoanteil (mindestens 70 Prozent) sind Favonole und Phenole enthalten. Maximal 25 g pro Tag, also eine Rippe Bitterschokolade, wirkt sich günstig auf die Gefäße aus.

Sogenannte Polyphenole sind auch in grünem und schwarzem Tee enthalten und sollen sich sehr günstig auf den Blutdruck auswirken.

Anthocyane

Auch Hibiskus zählt zu den blutdrucksenkenden Lebensmitteln durch seinen Gehalt an Anthocyanen. Sie wirken sich positiv auf die Gefäße aus. Laut Studien können drei Tassen Hibiskustee als Ergänzung einen günstigen Einfluss auf den Blutdruck haben.

Aleuron

Naturreis ist reich an Aleuron. Täglicher Konsum soll den Blutdruck senken. Herkömmlicher, künstlich nachbehandelter Reis zählt jedoch nicht dazu.

Beta-Glucan

Das in Haferflocken und Haferkleie enthaltene Hafer-Beta-Glucan zusammen mit Kalium hat protektive Eigenschaften für die Gefäße und wirkt gefäßdilatierend.

Magnesium

Magnesium entspannt die glatte Muskulatur, die die Blutgefäße umkleidet. Ist das der Fall, dann weiten sich die Blutgefäße, und der Blutdruck sinkt. Zudem verbessert es die Sauerstoffversorgung der Herzmuskelzellen und führt unter anderem zu einer verbesserten Durchblutung. Magnesium ist einer der wichtigsten Mineralstoffe für den Schutz vor Angina pectoris, Herzinfarkt, Schlaganfall und Herzrhythmusstörungen. Es sollte bei Hypertonie in einer Dosis von 400 mg bis 600 mg täglich eingenommen werden. Regelmäßige Messungen, zumindest zweimal jährlich, sollten durchgeführt werden. Erst ein Spiegel von 0,9 bis 1,1 mmol/l gewährt einen ausreichenden Schutz und sollte angestrebt werden.

Kalium

In klinischen Studien wurde festgestellt, dass die tägliche Einnahme von Kalium den Blutdruck signifikant um zehn Prozent senkt. Wenn Sie sehr viel schwitzen, zu wenig trinken, wenn Sie harntreibende Medikamente einnehmen, sogenannte Diuretika, oder Abführmittel, wenn Sie chronisch weichen Stuhl haben, dann kann das sehr schnell zu Kaliummangel führen. Zudem nehmen wir Europäer über unsere Nahrung deutlich weniger Kalium auf also unsere Vorfahren bzw. als Naturvölker.

Kalium ist nicht nur für den Blutdruck bedeutsam, sondern auch für die Erregungsleitung am Herzen. Besteht ein zu niedriger Kaliumspiegel, kommt es auch gehäuft zu Herzrhythmusstörungen. Denn ein ausreichend hoher Kaliumspiegel stabilisiert den gesunden Rhythmus, den sogenannten Sinusrhythmus, und schützt zum Beispiel auch vor Vorhofflimmern.

Kalium sollte nur unter Kontrolle eines Arztes eingenommen werden. Es müssen, wie oben schon angesprochen, regelmäßig Kontrollen der Konzentration im Blut bestimmt werden. Denn auch ein zu viel an Kalium kann Herzrhythmusstörungen auslösen. Man hat ein enges Zielfenster für Kalium. Es sollte ein Kaliumspiegel von 5,0 bis 5,4 mmol/l angestrebt werden. Und dann sieht man wirklich gute Erfolge.

Ich hatte eine Patientin, die unter intermittierendem Vorhofflimmern litt. Im Rahmen dieser Herzrhythmusstörung hatte sie auch immer wieder Wasser in der Lunge, ein sogenanntes Lungenödem. Sobald wir den Blutdruck niedrig normal eingestellt hatten und sie mit dem Kalium unseren Zielwert erreichte, blieb sie sehr stabil, sehr gut belastbar und hatte einen stabilen Sinusrhythmus. Sobald sie ihr Kalium wegließ, weil sie übersehen hatte, eine neue Packung zu kaufen, kam das Vorhofflimmern wieder und brachte ihr die bekannten Probleme. Sie ist richtig glücklich über ihre neue Lebensqualität und fährt über zwei Stunden E-Bike. Das wäre früher nie möglich gewesen!

Natürlich kann nicht jeder Patient Kalium nehmen. Es ist Vorsicht angebracht. Unter ärztlicher Aufsicht muss zum Beispiel die Niere kontrolliert werden, denn bei eingeschränkter Nierenfunktion muss man mit der Kaliumgabe sehr vorsichtig sein bzw. darf es gar nicht geben.

Zink

Zink beugt Arteriosklerose vor. Eine regelmäßige und ausreichende Zufuhr von Zink hat eine schützende Wirkung gegenüber den bei Arteriosklerose auftretenden Gefäßverletzungen und Entzündungen. So unterstützt Zink die Abheilung dieser Gefäßwandentzündungen.

Arginin

Arginin ist zum Beispiel in Nüssen und Fisch enthalten. Diese Aminosäure wird im Körper mithilfe von Sauerstoff in Stickstoffmonoxid umgewandelt, das stark gefäßdilatierend, also gefäßerweiternd wirkt.

Vitamin D

Ein Vitamin-D-Mangel führt zum Blutdruckanstieg, zudem wurde eine erhöhte Rate an Herzinfarkten, Herzschwäche und sogar ein Anstieg der Sterblichkeit beobachtet. Daher verdient dieses Vitamin eine besondere Aufmerksamkeit, gerade bei Blutdruckpatienten.

Mehrere Studien legen nahe, dass ein ausreichend hoher Vitamin-D-Spiegel (60–70 mg/dl) in der Lage ist, den Blutdruck zu senken. Das Vitamin ist beispielsweise in fettem Fisch, Pilzen, Eiern und natürlich im Sonnenlicht enthalten. Es kann als Kapsel oder Tablette eingenommen werden. Meist ist es sinnvoll, höher dosierte Depotpräparate ein- bis zweimal die Woche einzunehmen. Diese gibt es leider nur in den Apotheken, können aber vom Arzt auf Rezept verschrieben werden, wenn ein entsprechender Mangel nachgewiesen wurde.

Omega-3-Fettsäuren

Omega-3-Fettsäuren weiten die Blutgefäße und wirken somit blutdrucksenkend. Sie sind unter anderem in Leinsamen, Algenöl, Leinöl, Fischöl und fettreichen Fischarten wie Sardine, Makrele, Aal und Lachs enthalten und werden in auch in Kapselform angeboten.

Eine Studie hat erstmals nachgewiesen, dass die Einnahme von 4 g EPA (Eicosapentaensäure), eine Omega-3-Fettsäure, die in Fischöl enthalten ist, nachweislich das kardiovaskuläre Risiko reduziert. Bei herzkranken Risikopatienten mit erhöhten Triglyceridwerten wurde das Risiko für schwere kardiovaskuläre Komplikationen um 25 Prozent gesenkt. In einer weiteren Studie wurde nachgewiesen, dass bereits nach neunmonatiger Einnahme von 4 g EPA eine verzögerte Progression von Plaques bei koronarkranken Patienten zu sehen war.

Omega-3-Fettsäuren sind also bei entsprechend hoher Dosierung in der Lage, die Bildung von Plaques zu verlangsamen, und bilden so einen sehr effektiven Gefäßschutz.

Tannin

Der Saft des Granatapfels ist reich an Tannin, das Forschungsergebnissen zufolge gefäßschützend sein soll.

Knoblauchextrakt

Knoblauch kann insbesondere den diastolischen Blutdruck senken. Denn er enthält Wirkstoffe, die der Körper in den blutverdünnenden Botenstoff Schwefelwasserstoff umwandelt.

Nitrate

Mehrere Studien aus den vergangenen Jahren deuten darauf hin, dass 250 ml Rote-Bete-Saft pro Tag den Blutdruck systolisch um 8 mmHg und diastolisch um 5 mmHg senkt. Diese Wirkung geht auf die im Rote-Bete-Saft enthaltenen Nitrate zurück, die die Gefäße weiten und damit Druck vom Herzen nehmen.

Selen und Q10

Es konnte gezeigt werden, dass eine Nahrungsergänzung mit 200 µg Selen und mit 200 mg Coenzym Q10 täglich die kardiovaskuläre Mortalität um 54 Prozent senkt. Der sogenannte proBNP-Wert, der das Ausmaß der Herzinsuffizienz, also der Herzschwäche angibt, war unter regelmäßiger Einnahme der oben genannten Substanzen signifikant niedriger. Ebenso verbrachten die Patienten signifikant weniger Tage im Krankenhaus aus kardialen Gründen und gaben eine signifikant höhere Lebensqualität an.

Weitere Stoffe, die vor fortschreitender Arteriosklerose schützen bzw. die Durchblutung verbessern:

Vitamin C, am besten 1000 mg täglich, also 2 x 500 mg, hilft Ihrem Körper, die Arterienwände zu reparieren.

Eisen sollte ausreichend in ihrem Körper vorhanden sein. Es ist über den Aufbau von Hämoglobin am Sauerstofftransport in den Herzmuskelzellen beteiligt. Ihr Herz ist also über eine ausreichende Eisenversorgung besser mit Sauerstoff angereichert. Damit kommt es zu einer besseren Durchblutung und höheren Leistungsfähigkeit und Belastbarkeit.

Neben dem Eisenspiegel ist vor allem der Ferritinspiegel entscheidend. Das Eisen kann noch normal sein, während das Ferritin, das sogenannte Speichereisen, längst erniedrigt ist, das heißt die Eisenspeicher sind leer. Bei Frauen sollte der Ferritinspiegel zwischen 60 und 160 ng/ml liegen, bei Männern zwischen 120 und 400 ng/ml.

Am besten wird Eisen bei einem vorhandenen Mangel über Tabletten eingenommen, mindestens ein halbes Jahr lang. Die Tabletten können zu Verstopfung führen, dann sollte man auf die pflanzliche Variante aus dem Curryblatt umsteigen, das Moferrin. Dieses Präparat wird immer gut vertragen und ist eine gute Alternative.

Bei ausgeprägtem Mangel sollten fünf bis zehn Eiseninfusionen erfolgen, die Ihnen Ihr Hausarzt verabreichen kann.

Patientenbeispiel:
Ich hatte eine Patientin, die unter hohem Blutdruck litt. Als Folge des jahrelangen hohen Blutdrucks kam es bereits zur Herzschwäche mit Herzrhythmusstörungen. Auch die Niere war durch die jahrelange Hypertonie schon angegriffen und in ihrer Leistungsfähigkeit deutlich eingeschränkt. Bei der Patientin bestand eine Anämie, eine Blutarmut. Die Anämie wurde auf die Nierenerkrankung zurückgeführt und deshalb nicht behandelt. In der Folge kam es häufig zu Wasser in der Lunge und schließlich auch zu Lungenentzündungen. Da die Patientin sowieso schon eine chronische Lungenerkrankung hatte, war sie sehr oft zur Behandlung im Krankenhaus.
Als ich ihre Eisen- und Ferritinwerte bestimmte, waren diese anhaltend niedrig. In der Folge bekam sie regelmäßig Eiseninfusionen und wir konnten sie dauerhaft bei einem normalen Hämoglobin halten, das heißt, sie hatte keine Blutarmut mehr. Auch ihre Eisen- und Ferritinwerte blieben anhaltend im oberen Normbereich. In den folgenden Jahren erfolgte keine einzige

stationäre Einweisung mehr, die Patientin hatte keine Lungenödeme mehr und auch keine Lungenentzündungen. Sie war deutlich belastbarer und hatte viel mehr Lebensqualität, wie sie mir regelmäßig berichtete. So war das Eisen der Schlüssel zu ihrer Stabilität, natürlich neben anderen Herzmedikamenten, die regelmäßig an ihren Gesundheitszustand angepasst wurden.

Guter Schlaf ist gut fürs Herz

Kurzer und häufig unterbrochener Schlaf geht mit einem signifikant erhöhten Arterioskleroserisiko (Gefäßverkalkung) einher. Zu diesem Resultat kamen spanische Wissenschaftler. Sie hatten über eine Woche den Schlaf von knapp 4000 Erwachsenen überwacht. Sowohl kurzer Schlaf (unter sechs Stunden) als auch stark fragmentierter, also stark unterbrochener Schlaf sind Risikofaktoren für atherosklerotische Veränderungen in den Gefäßen.

In einer schwedischen Studie zeigte sich, dass Männer mittleren Alters, die fünf Stunden oder weniger schlafen, ein doppelt so hohes Risiko für schwere kardiovaskuläre Komplikationen haben wie Männer, die pro Nacht sieben bis neun Stunden schlafen. Die schlafbedingte Risikoerhöhung entspricht dem Status »Raucher« oder »Diabetiker« im Alter von 50 Jahren. Die Patienten waren über 21 Jahre nachbeobachtet worden.

Einen sogenannten »sweet spot« von sieben bis neun Stunden Schlaf pro Nacht für optimale Herzgesundheit identifizierten griechische Autoren in einer großen Metaanalyse. Das heißt, sie untersuchten elf Studien mit insgesamt einer Million Teilnehmern. Nach durchschnittlich neun Jahren hatten Personen mit weniger als sieben bzw. mehr als neun Stunden Schlaf jeweils ein signifikant erhöhtes Risiko, eine koronare Herzerkrankung zu bekommen oder einen Schlaganfall zu erleiden.

Nicht nur ein entspannter Nachtschlaf ist wichtig für unsere Herzgesundheit, auch ein kurzer Mittagsschlaf oder ein sogenannter »Powernap« kann sehr förderlich für unser Herz sein und den Blutdruck senken. Dabei reichen 20 bis 30 Minuten völlig aus. Griechische Forscher beobachteten signifikant niedrigere Blutdruckwerte bei Personen, die täglich mittags eine kurze Auszeit nahmen. Dabei kam es zu einer durchschnittlichen Drucksenkung von 5 mmHg systolisch. Diese Drucksenkung ist vergleichbar mit anderen Allgemeinmaßnahmen wie Salz- oder Alkoholbeschränkung. Auch hier wird der Blutdruck durch jede einzelne Maßnahme um 5 mmHg gesenkt. Diese Ergebnisse wurden auf einem US-Kardiologen-Kongress vorgestellt.

Zu wenig Schlaf macht dick, dumm und krank. Das predigt Jürgen Zulley, einer der bekanntesten deutschen Schlafforscher. Neben einer Erhöhung des Blutdrucks wird Übergewicht begünstigt, Diabetes mellitus und Magen-Darm-Erkrankungen.

Durch zu kurzen oder gestörten Schlaf kommt es zu anhaltend hohen Cortisolausschüttungen im Blut. Dies führt zu einer Erhöhung des Blutdrucks und der Herzfrequenz. Das vegetative Nervensystem ist nicht mehr im Gleichgewicht. Der Sympathikus überwiegt, und der Parasympathikus hat keine Chance, die innere Balance wiederherzustellen.

Wir sollten auf eine ausreichende Schlafhygiene achten. So haben indische Forscher festgestellt, dass Yoga-Musik vor dem Einschlafen die Herzratenvariabilität erhöht und damit das kardiovaskuläre Risiko senkt. Popmusik hatte nicht diesen positiven Einfluss. Dabei stellten sie auch fest, dass eine erniedrigte Herzratenvariabilität mit einem um 32 bis 45 Prozent erhöhten kardiovaskulären Risiko einhergeht.

Die Deutschen sind ein Volk der Schlaflosen. Jeder dritte Erwachsene habe mittelschwere bis schwere Schlafstörungen, berichtet das Bundesforschungsministerium. Bei den über 60-Jährigen sind es sogar über 50 Prozent. Aber auch die jungen Menschen holen auf. Der Anteil der 19- bis 29-Jährigen, bei denen eine Schlafstörung diagnostiziert wurde, hat sich nach Erhebung einer Krankenkasse zwischen 2007 und 2017 fast verdoppelt.

Die Menschen schlafen heute im Durchschnitt eineinhalb Stunden weniger als vor 100 Jahren. Das ist ein kulturelles Phänomen, sagen Wissenschaftler. Im Klartext bedeute das aber schlicht und einfach, dass sich unsere Wachzeit verlängert hat, mit der Konsequenz, dass der Sympathikus mit seiner Adrenalin- und Cortisolausschüttung sehr aktiv ist. Der Parasympathikus, also der regenerative Teil unseres vegetativen Nervensystems, hat somit nicht mehr die Möglichkeit, unsere innere Balance herzustellen.

So kommt es vor allem in der zweiten Nachthälfte ab vier Uhr morgens bei zu kurzem oder unruhigem Schlaf zu einem Anstieg des Blutdrucks und der Herzfrequenz. Blutdruckwerte, die morgens an der Bettkante gemessen werden, spiegeln die Werte der zweiten Nachthälfte wider.

Wird morgens um sieben ein Blutdruck von 140/90 mmHg gemessen, ist davon auszugehen, dass der Blutdruck die letzten drei bis vier Stunden ähnlich hoch war. Häufig hilft dann die zusätzliche abendliche Gabe eines Blutdruckmedikaments, das kurz vor dem Schlafengehen eingenommen wird. Und natürlich eine entspannte und individuell angepasste Schlafhygiene.

Der Basler Chronobiologe Christian Cajochen drückt es folgendermaßen aus: Wer mehrere Nächte hintereinander zu wenig schläft, gerät in einen Zustand, als hätte er eine Promille Alkohol im Blut. Das gilt vor allem für das herabgesetzte Reaktionsvermögen. Aber auch Gedächtnis, Empathie, Leistungsvermögen und Urteilsvermögen sind deutlich reduziert.

Auf Dauer kann verminderter Schlaf zudem zu Angststörungen und Depressionen führen. Auch das Immunsystem wird in Mitleidenschaft gezogen. Man ist anfälliger für virale Infekte.

Inzwischen weiß man auch, dass sich auf lange Sicht nicht nur die Stimmung, sondern auch der Charakter ändern kann. Jeder zweite Mensch mit Schlafstörungen hat eine krankhaft veränderte negative Grundstimmung, sagt der Hamburger Schlafmediziner Johannes Wiedemann. Die Wissenschaft hat das Phänomen bestens untersucht. Unausgeschlafene Menschen werden risikobereiter und gewissensloser.

Zuwenig Schlaf schadet also nicht nur dem Herzen, sondern auch der Stimmung und letztlich der Persönlichkeit insgesamt. Eine gute Schlafhygiene ist mindestens so wichtig wie gesunde Ernährung und regelmäßige Bewegung.

Was man genau unter Schlafhygiene versteht, zeigt eine Übersicht der Mayo-Klinik. Auch in diesem Bereich eine der renommiertesten Kliniken der USA.

1. Gehen Sie jeden Tag zur gleichen Zeit ins Bett und stehen Sie, wenn möglich, zur gleichen Zeit wieder auf. Am Wochenende sollte die Verschiebung des Schlafrhythmus nicht mehr als eine Stunde betragen. Diese Regel ist immens wichtig und sollte unbedingt umgesetzt werden.
2. Bleiben Sie nie länger als acht Stunden im Bett liegen. Gewöhnen Sie Ihren Körper an diesen Rhythmus.
3. Wenn Sie mehr als 20 Minuten wach liegen, verlassen Sie ihr Schlafzimmer. Lesen Sie, hören Sie einen Podcast oder ruhige Musik.
4. Machen Sie sich eine warme Milch mit einem Löffel Honig oder trinken Sie einen beruhigenden Schlaftee.
5. Essen Sie abends nur leichte Speisen, möglichst nichts Rohes oder Schwerverdauliches. Essen Sie möglichst früh am Abend. Drei bis vier Stunden sollten unbedingt zwischen Abendessen und Schlafengehen liegen. Gehen Sie nicht hungrig ins Bett.

6. Alkohol beschleunigt das Einschlafen, unterbricht aber die Tiefschlafphasen und führt zu erhöhter Herzfrequenz während der Nacht und zu erhöhtem Blutdruck.
7. Beruhigende Einschlafrituale erleichtern das gedankliche Loslassen und führen in die Entspannung. Am idealsten ist eine Atemmeditation über 20 bis 30 Minuten mit ruhiger Musik.
8. Legen Sie sich tagsüber mittags hin, aber niemals länger als 20 bis 30 Minuten. Möglichst vor 15 Uhr. Stellen Sie sich einen Wecker, auch wenn Sie in dieser Zeit nicht schlafen, kommt es doch meist zu einer wunderbaren Regeneration. Das ist reine Übungssache und sollte, soweit es mit dem Berufsleben vereinbar ist, den Tagesrhythmus regelmäßig unterbrechen.
9. Versuchen Sie, täglich 20 bis 30 Minuten draußen im Tageslicht zu verbringen. Am besten am Vormittag oder Mittag. Denn dann ist der Blaulichtanteil des absorbierten Lichtspektrums am höchsten. Das signalisiert unserem Körper, die Schlafhormonausschüttung zu drosseln. Nutzen Sie den morgendlichen Weg zur Arbeit oder die Mittagspause, um Licht zu tanken.
10. Vermeiden sie es, abends vor dem Schlafengehen Sport zu machen.
11. Verbessern Sie Ihr Stressmanagement. Beginnen Sie mit den Basics. Optimieren Sie Ihre Organisation, setzen Sie Prioritäten und geben Sie Aufgaben ab. Meditation kann Ihnen helfen, Ängste abzubauen. Suchen Sie sich einen Coach für Probleme, die privat oder beruflich nicht alleine gelöst werden können. Wenden Sie sich an Ihren Arzt, holen Sie sich Unterstützung.

Alle diese Maßnahmen ergeben Sinn und bauen aufeinander auf. Wenn Sie aber nur eine oder zwei davon nicht beherzigen, dann wird sich wahrscheinlich wenig ändern. Wenn Sie immer am Wochenende viel später ins Bett gehen als während der Woche, dann helfen die anderen Maßnahmen erfahrungsgemäß nicht weiter. Wenn Sie immer abends Sport machen und sonst die restlichen Regeln beherzigen, werden Sie ebenfalls nicht ausreichend zur Ruhe kommen.

Wenn Sie also Erfolg haben wollen, dann versuchen Sie, langsam eine Regel nach der anderen umzusetzen. Lassen Sie sich Zeit. Führen Sie ein bis zwei neue Regeln pro Woche ein. Sie werden bald merken, wie gut Ihnen das tut und wie der Erholungswert der Nachtstunden steigt. Halten Sie immer wieder Rücksprache mit ihrem Hausarzt. Er kann Ihnen hilfreiche Tipps geben und eventuell noch vorhandene Störfaktoren erkennen.

Jetzt habe ich Ihnen erklärt, wie bestimmte Lebensgewohnheiten Ihnen den Schlaf rauben und damit auch zu hohem Blutdruck führen können. Wenn man rechtzeitig einschreitet und diese ungesunden Verhaltensmuster durchbricht, wird die Nachtruhe wieder erholsam sein, und das Herz und das vegetative Nervensystem entspannen sich nachts.

Ist es aber aufgrund äußerer Lebensumstände nicht möglich, ungesunde und stressfördernde Verhaltensweisen zu verändern, entwickelt sich daraus im Laufe der Zeit ein nächtlicher Bluthochdruck. Nun ist es so, dass sich dieses Krankheitsbild verselbständigt. Das heißt, auch wenn Sie am Wochenende oder im Urlaub entspanntere Nächte haben, steigt der Blutdruck trotzdem an. Es kommt zu einer regelmäßigen Ausschüttung von blutdruckerhöhenden Stoffen in der Nacht. Sie haben es nicht mehr in der Hand, es findet regelmäßig jede Nacht statt. Und dann kann es sein, dass sich die Spirale umdreht. Sie gehen ins Bett und wälzen sich in der zweiten Nachthälfte unruhig hin und her. Oft wachen Sie mit Kopfschmerzen auf. Sie wissen nicht warum. Eigentlich war am Tag vorher nichts Besonderes, ein ganz normaler Alltag. Sie kommen nicht mehr zur Ruhe nachts und wissen nicht warum.

Dann ist es sinnvoll, den Blutdruck an der Bettkante frühmorgens zu messen und aufzuschreiben, ebenso den Puls. Am besten an vier Tagen hintereinander. Die morgendlich gemessenen Werte spiegeln das Blutdruckniveau der letzten drei bis vier Stunden wider. So kann ein verdeckter nächtlicher Blutdruck demaskiert werden. Natürlich können Sie sich auch eine 24-Stunden-Blutdruckmessung über einen Tag und eine Nacht anlegen lassen. Auch hier kann man sehen, ob sich der Blutdruck nachts ausreichend absenkt oder eben nicht.

Patientenbeispiel:
Ein neuer Patient kam zu mir mit lange bestehenden Schlafstörungen und ausgeprägter Tagesmüdigkeit. Er war bei verschiedenen Ärzten gewesen und hatte bisher keine Erleichterung seiner Beschwerden erfahren. Besonders störend sei, dass er in der zweiten Nachthälfte aufwache und dann nicht mehr einschlafen könne. Ein erhöhter Blutdruck sei bekannt und werde mit einem Medikament morgens behandelt. Ich bat ihn, seine Blutdruckwerte über vier Tage aufzuschreiben. Besonders interessierten mich seine spätabends gemessenen Werte und seine frühmorgendlichen Werte beim Aufstehen. Es zeigte sich, dass besonders die frühmorgendlichen Werte deutlich erhöht waren. Dabei gab es Werte bis zu 150 oder 160 mmHg systolisch. Wir besprachen anschließend geeignete Abendrituale für ihn, um ihn auf die Nacht einzustimmen. Daneben erfolgte ein Stressmanagement seiner beruflichen Anforderungen. Außerdem behandelte ich ihn abends vor dem

Schlafengehen mit einer zusätzlichen Gabe eines Blutdruckmedikaments.
Als er nach zwei Wochen wieder zu mir in die Sprechstunde kam, war er sichtlich entspannter und ausgeruhter. Er berichtete über eine deutliche Verbesserung seines Nachtschlafs. Seine Blutdruckwerte am frühen Morgen waren jetzt auf 120 mmHg systolisch gesunken. Er putschte sich nicht mehr mit Kaffee tagsüber auf, sondern war auf Tee umgestiegen. Insgesamt hatte sich seine Lebensqualität deutlich verbessert.
Es zeigt sich also, dass mit einer ganzheitlichen Behandlung auch lang bestehende Schlafstörungen durchaus erfolgreich behandelt werden können. Es zahlt sich aus, genau hinzuschauen und hinzuhören und ein individuell abgestimmtes Konzept mit dem Patienten zu erarbeiten. Auch wenn es manchmal länger dauern kann und die Begleitung zeitintensiv ist, lohnt sich das Engagement auf beiden Seiten, wenn die Schlafstörung behoben werden kann und die Therapie von Erfolg gekrönt wird.

Nach Ansicht von Schlafforscher Hans-Günter Wees sollte in unserer heutigen Arbeitswelt deutlich mehr Rücksicht auf die Chronobiologie des Menschen genommen werden. Die meisten Menschen fangen Schule und Arbeit nach ihrer inneren Schlaf-Wach-Uhr viel zu früh an. Die heutigen Arbeitszeiten sind im 19. Jahrhundert entstanden. Vor der Industrialisierung gab es keine gesellschaftlich vorgegebenen festen Uhrzeiten, zu denen die Menschen aufstehen mussten. Unsere Chronobiologie, also unser Schlaf-Wach-Rhythmus, ist aber immer noch dieselbe wie in der Steinzeit.

In Deutschland gilt wenig Schlaf und frühes Aufstehen als besonders vorbildlich und diszipliniert. Jeder kennt das Sprichwort: Der frühe Vogel fängt den Wurm. Menschen, die viel schlafen, werden dagegen als träge und faul bezeichnet. Positive Bezeichnungen für Vielschläfer existieren gar nicht.

Ideal wäre es seiner Ansicht nach, wenn jeder seinem persönlichen Rhythmus entsprechend arbeiten könnte. Man müsste sich vom starren preußischen Arbeitszeitsystem mit dem frühen Arbeitsbeginn verabschieden. In Italien, Frankreich und England beginnen die Schulen beispielsweise um neun Uhr. Auch für viele Eltern wäre das ein entspannterer Start in den Tag.

Schlaf ist das einzige verlässliche Reparatur- und Regenerationsprogramm, das wir Menschen haben. Und der Mensch ist das einzige Lebewesen auf der Welt, das dieses Programm absichtlich abkürzt. Da fragt man sich schon: Wie klug ist das?

Nutzen Sie also Ihre Ressourcen, gönnen Sie Ihrem Körper ausreichende Ruhezeit und kurbeln Sie Ihre Regeneration an. Finden Sie individuelle, auf Sie abgestimmte Abend- und Schlafrituale, die Ihnen guttun, auf dich Sie sich täglich freuen. Je positiver und entspannter Sie die letzten zwei Stunden vor dem Schlafengehen verbringen, desto besser werden Sie ein- und durchschlafen. Aktuelle Nachrichtensendungen gehören definitiv nicht in diese Zeit. Ebenso wenig Krimis oder Actionfilme. Finden Sie neue Entspannungsmöglichkeiten. Schauen Sie sich Dokumentationen, Biografien oder Serien an, die Sie unterhalten und zerstreuen. Lesen Sie, hören Sie Musik oder gehen Sie noch eine Abendrunde nach draußen. Verzichten Sie auf das letzte Glas Wein und trinken stattdessen einen Chai oder Melissentee. Erfolge werden sich sehr bald einstellen und Sie wachen nach einer erholten Nacht auf und sehen am Morgen dem Tag gelassen entgegen.

Zusammenfassung

1. Kurzer und häufig unterbrochener Schlaf führt zu einem erhöhten Arterioskleroserisiko.

2. Sechs bis acht Stunden Schlaf sind das Optimum für Ihre Herzgesundheit.
3. Blutdruck wird signifikant gesenkt durch eine kurze Mittagsruhe, sog. Powernap, über maximal 20 bis 30 Minuten.
4. Zu wenig Schlaf erhöht das Risiko für Übergewicht, Diabetes mellitus und Magen-Darm-Erkrankungen.
5. Yoga-Musik vor dem Einschlafen erhöht die Herzratenvariabilität und senkt das kardiovaskuläre Risiko. Dieser Effekt wurde in Studien nachgewiesen.
6. Jeder dritte Erwachsene in Deutschland hat eine Schlafstörung.
7. Typisch bei Schlafstörungen sind ein erhöhter Blutdruck und eine beschleunigte Herzfrequenz in der zweiten Nachthälfte.
8. Bei zu wenig Schlaf verschlechtern sich Gedächtnis, Empathie und Urteilsvermögen.
9. Bei unruhigem Schlaf sollte der Blutdruck morgens an der Bettkante gemessen werden. Dies gibt einen Hinweis auf das Blutdruckniveau der letzten drei bis vier Stunden.
10. Jeder sollte auf seine eigene Chronobiologie, also auf seinen individuellen Biorhythmus Rücksicht nehmen. Lerche oder Eule? Wenn irgendwie möglich, sollten Sie Ihre Arbeitszeit Ihrem persönlichen Schlaf-Wach-Muster anpassen.
11. Schlaf ist das einzige Reparatur- und Regenerationsprogramm, das wir Menschen haben. Wir sollten es nutzen und auskosten und möglichst nicht abkürzen und vernachlässigen.
12. Finden Sie Ihre eigenen Abend- und Schlafrituale. Freuen Sie sich jeden Abend auf angenehme zwei Stunden vor dem Schlafengehen. Diese zwei Stunden sind maßgeblich für Ihre Nacht.

Akupunktur und Mesotherapie

Die Akupunktur ist eine altbewährte und effektive Behandlungsmethode der traditionellen chinesischen Medizin. Sie wird in Deutschland häufig bei akuten und chronischen Schmerzzuständen angewandt und sehr häufig auch von den Krankenkassen erstattet.

Auch bei einer Bluthochdruckerkrankung kann sie sehr erfolgreich angewendet werden. In mehreren Studien wurde eine signifikante Blutdrucksenkung von bis zu 6 bis 8 mmHg systolisch (oberer Wert) und 4 mmHg diastolisch (unterer Wert) nachgewiesen. Regelmäßige Akupunktur kann das Risiko für Herz-Kreislauf-Erkrankungen signifikant senken.

Daneben konnten auch positive Veränderungen des Blutbildes nachgewiesen werden. So sank die Konzentration des Stresshormons Noradrenalin, das die Blutgefäße verengt und den Blutdruck damit erhöht, um 41 Prozent ab. Ebenso kam es zu einem Abfall von Renin, einem für die Blutdrucksenkung entscheidenden Enzym, um 67 Prozent. Mithilfe der Akupunktur kann also das vegetative Nervensystem beeinflusst und in eine neue gesunde Balance gebracht werden.

Die Wirkung der Akupunktur entspricht damit einer mittelstarken Blutdrucktablette. Wenn die Akupunktur zusätzlich zu den anderen oben genannten Maßnahmen eingesetzt wird, so kann sie eine absolut sinnvolle Ergänzung darstellen.

Wird die Akupunktur in einer angenehmen Atmosphäre durchgeführt, kann tiefe Entspannung stattfinden, die auch nach der Akupunktur anhält und häufig zu einem sehr entspannten nächtlichen Schlaf verhilft.

Kombiniert man die Akupunktur noch mit einer meditativen Entspannungsmusik, lässt sich die Wirkung noch verstärken. Man lässt richtig los, gerät in einen angenehmen Schwerezustand und fühlt eine angenehme Distanz zum Alltagstrubel.

Ich leite meine Patienten häufig noch an, ganz entspannt über einige Minuten ihre Atemübungen wie z. B. die Vierer-Meditation durchzuführen. Wenn die Behandlung nach 20 bis 25 Minuten wieder beendet ist, berichten sie oft über ein sehr angenehmes Wärmeempfinden und ein wohliges Gefühl, neue Energie getankt zu haben.

Anschließend sollte man über ein bis zwei Stunden einer entspannten Tätigkeit nachgehen und günstigerweise auch einen halbstündigen Spaziergang anhängen. So etabliert man diese Entspannung in sein Leben und spürt noch einmal nach, wie ruhig und gelassen sich der Alltag anfühlen kann. Und das ist ja genau der Punkt, da wollen wir wieder hin!

Souveränität und Balance in vielen Lebenslagen, sicher nicht in allen, das wäre ein Etappenziel, das man erreichen kann! Lassen Sie sich darauf ein, bleiben Sie offen und aufgeschlossen, es gibt viele Dinge, die Ihnen helfen können, aus Ihrem Hamsterrad zu entkommen.

Als Ergänzung und Optimierung der Akupunktur wende ich auch sehr gerne die Mesotherapie an. Die Mesotherapie ist eine Quaddeltherapie aus Frankreich. Hier werden an bestimmten Akupunkturpunkten naturheilkundliche Substanzen in großer Verdünnung in oberflächliche Hautschichten eingebracht. Sie wirken als sogenannte kleinste Depots, die über einen längeren Zeitraum diese Substanzen verzögert abgeben. Sie wirken entspannend, durchblutungsfördernd und muskelrelaxierend. Da das vegetative Nervensystem am Rücken und an der Halswirbelsäule beidseits der Wirbelsäule relativ oberflächlich verläuft, ist auch hier ein guter Zugang möglich und die Effektivität der naturheilkundlichen Verfahren potenziert sich so auf angenehme Weise.

Es hat sich bewährt, zehn Sitzungen Akupunktur über zehn Wochen durchzuführen, also eine Sitzung pro Woche. Dies kann man einmal jährlich wiederholen. So intensiviert sich die Wirkung wieder aufs Neue.

Zusammenfassung

1. Akupunktur unterstützt die Blutdrucktherapie sehr sinnvoll.
2. Zehn Sitzungen im Abstand von einer Woche haben sich bewährt.
3. Eine Kombination mit Wärme und einer Meditationsmusik verstärken die Wirkung.
4. Atemübungen wie die Vierer-Meditation (s. o.) vertiefen die Entspannung.
5. Mesotherapie, eine naturheilkundliche Quaddeltherapie mit entspannenden und durchblutungsfördernden Substanzen, ergänzt die Wirkung der Akupunktur sehr wirkungsvoll.
6. Die Wirkung der Akupunktursitzung wird nachhaltig erhöht, wenn anschließend eine Entspannungsphase über ein bis zwei Stunden erfolgt, um das neue Muster zu manifestieren.

Ganzheitliches Konzept zur effektiven Blutdrucksenkung

1. Messen sie Ihren Blutdruck über vier Tage. Am besten viermal täglich zu vorgegeben Zeiten (siehe Blutdruckmessplan). Notieren Sie auch die Herzfrequenz.
   Bei optimal eingestelltem Blutdruck genügt diese Messserie über vier Tage alle sechs Monate, also zweimal pro Jahr.

2. Stellen Sie Ihre Ernährung um. Bevorzugen Sie vegetarische Kost. Vermeiden Sie Kochsalz. Verwenden Sie stattdessen Blutdrucksalz. Essen Sie so wenig Brot, Gebäck und Pasta wie möglich. Konzentrieren Sie sich auf Gemüse und vor allem Hülsenfrüchte für eine optimale Eiweißzufuhr. Setzen Sie sich einen Body-Mass-Index von maximal 25 als Ziel.

3. Bewegen Sie sich täglich. Am besten gehen Sie täglich 30 Minuten am Stück oder morgens und abends in die Arbeit. Lassen Sie Ihr Auto stehen. Ziel sollten mindestens 7500 Schritte täglich sein. Alternativ verteilen Sie 3,5 Stunden pro Woche auf Ihre bevorzugten Tage. Schreiben Sie sich anfangs einen Bewegungsplan, um sich zu motivieren.

4. Stellen Sie Ihren Diabetes ideal ein. Der HbA1c-Wert sollte möglichst unter 6,2 Prozent sein. Beenden Sie das Rauchen. Trinken Sie so wenig Alkohol wie möglich.

5. Bedenken Sie, dass bei Frauen der Blutdruck noch niedriger und exakter eingestellt werden sollte als bei Männern aufgrund ihrer geringeren Gefäßdurchmesser.

6. Meditieren Sie täglich eine halbe Stunde. Verinnerlichen Sie dieses Ritual. Rufen Sie Ihre Atemübungen auch tagsüber regelmäßig ab und bauen Sie sie in Ihren Alltag ein. Lassen Sie Ihr Stresshormon Cortisol basal einmal jährlich messen. Streben Sie als Ziel 50–70 mg/dl an. Wenn dieser Wert unverändert höher liegt, dann nützen alle anderen Lebensstiländerungen leider auch nicht, um normale Blutdruckwerte zu erreichen.

7. Lassen Sie einmal im Jahr Ihr Herz und Ihre Gefäße (Halsschlagader und Bauchschlagader) mit Ultraschall beim Kardiologen kontrollieren. Die Werte sollten unverändert sein (bei guter Einstellung) oder sich verbessert haben (bei suboptimaler Einstellung vorher). Entscheidend ist der Vergleich zur Voruntersuchung. Sprechen Sie Ihren Arzt gezielt darauf an.

8. Bringen Sie Ihre aufgeschriebenen Werte Ihrem Hausarzt zweimal im Jahr mit. So kann er sich ein Bild machen und gegebenenfalls die Therapie optimieren.

9. Achten Sie auf ausreichend Schlaf. Nur wenn Sie nachts entspannt sind und ausreichend Tiefschlafphasen haben, kann Ihr vegetatives Nervensystem in Balance kommen. Sieben bis neun Stunden sind optimal.

10. Vermeiden Sie herkömmliches Kochsalz soweit es geht. Meiden Sie Fertigprodukte. Ihr Natriumchloridspiegel im Blut sollte maximal 134 mg/dl betragen. Nehmen Sie ausreichend Kalium und Magnesium über geeignete Nahrungsmittel zu sich. Ergänzen Sie gegebenenfalls mit Magnesium und Kalium (unter ärztlicher Kontrolle), um hochnormale Werte zu erreichen.

11. Lassen Sie jährlich Ihren Vitamin-D-Spiegel kontrollieren. Er sollte 50 bis 70 mg/dl betragen. So verhindern Sie unter anderem Vorhofflimmern und haben ein niedrigeres Risiko für Diabetes.

12. Last but not least: Ihr Blutdruck sollte sich durchgehend auf einem Niveau von 115/70 bis 125/80 mmHg befinden. Nur dann sind Sie auf der sicheren Seite.
    Sollte dies mit oben genannten Maßnahmen nicht erreicht werden, dann zögern Sie nicht zu lange und lassen sich medikamentös von einem Arzt Ihres Vertrauens einstellen.
    Die Kombination aus bewusster Lebensweise mit geeigneter Ernährung, regelmäßiger Bewegung und ausreichend Ruhe und Entspannungsphasen hat sich bei vielen Patienten bewährt. Bauen Sie Meditation täglich in Ihren Alltag ein.

Ich wünsche Ihnen ganz viel Glück auf Ihrer Reise und hoffe, Sie haben jetzt genug Impulse bekommen, um morgen in ein entspanntes, ausgewogenes und gesundes Leben zu starten!

Packen Sie es an! Es lohnt sich wirklich!

Ihre
Dr. Ursula Kreuzberger

ANHANG

Liebe Leserinnen und Leser,

in diesem Anhang finden Sie neben einigen Rezepten auch Tabellen und Messkalender, die Sie sich über den unten stehenden QR-Code herunterladen können.

So können Sie sich selbst Ihren Blutdruckkalender ausfüllen und Ihrer Ärztin oder Ihrem Arzt vorlegen. Daneben gibt es – in Auszügen – einen Dokumentationsbogen für Ihre täglich absolvierten Schrittzahlen und einen Meditationskalender. Auch diese können Sie (komplett) über den QR-Code herunterladen. Das wird Ihnen einen sehr guten Überblick verschaffen und Ihre Motivation erhöhen!

Viel Spaß und viel Erfolg!

Blutdruckfreundliche Ernährung

Büffelmozzarella mit Kürbiskernöl

Für 2 Personen
Zubereitungszeit: 5 Minuten

Zutaten

- *4 Mini-Büffelmozzarella*
- *Kürbiskernöl*
- *geröstete Kürbiskerne*
- *Kräutermischung der Provence*

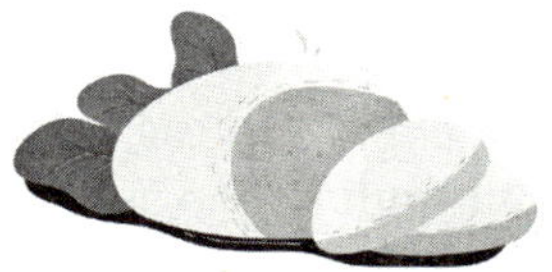

Zubereitung:

Halbieren Sie die Mini-Mozzarellakugeln und träufeln Sie Kürbiskernöl über die Hälften. Bestreuen Sie die Kugeln mit gerösteten Kürbiskernen und geben Sie Kräuter der Provence hinzu.

Zu Eiweißbrot oder Baguette oder Ofengemüse (*siehe unten*)

Geröstete Ofenpaprika mit Olivenöl

Für 2 Personen
Zubereitungszeit: 15–20 Minuten

Zutaten

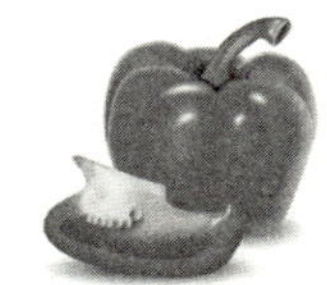

- *2 rote und 2 gelbe Paprika*
- *Olivenöl, Apfelessig*
- *Blutdrucksalz*
- *Frische Petersilie, glatt*

Zubereitung

Ofen Umluft auf 180°. Die Paprika waschen und halbieren, Kerne und Strunk entfernen. Die Hälften mit der aufgeschnittenen Seite nach unten einzeln nebeneinander auf ein Backblech mit Backpapier legen. 30 Minuten im Ofen lassen, bis die Haut große braune Blasen wirft. Herausnehmen und mit einem feuchten Küchentuch bedecken. 10 Minuten abkühlen lassen. Anschließend die Haut abziehen und die Paprika in Spalten schneiden. Auf einer Platte nebeneinander anrichten, mit Olivenöl beträufeln, wenig Apfelessig darübergeben. Mit Salz und frisch gehackter Petersilie würzen.

Ziegenfrischkäse mit Olivenöl-Zitronen-Honig-Dressing

Für 2 Personen
Zubereitungszeit: 10–15 Minuten

Zutaten

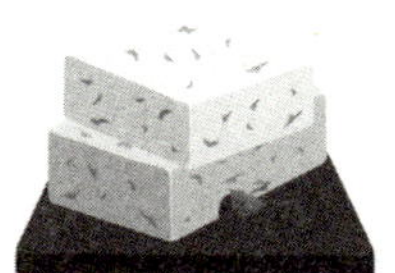

- *8 Ziegenfrischkäsescheiben*
- *100 g gehackte, geröstete Pistazienkerne*
- *100 g getrocknete Sultaninen oder Rosinen*
- *Olivenöl*
- *Halbe Zitrone, ausgepresst*
- *Honig*

Zubereitung

Die Ziegenkäsescheiben flach nebeneinander auf einen Teller legen. Sultaninen fünf Minuten in heißem Wasser einweichen, dann Wasser abschütten.

Aus Zitronensaft, 1 Teelöffel Honig und 2 Esslöffel Olivenöl ein Dressing anrühren. Sultaninen und gehackte Pistazien über die Scheiben verteilen und mit Dressing beträufeln.

Sehr gut mit gebratenen Champignons und Zucchini (*siehe unten*)

Gebackene Feigen

Für 2 Personen
Zubereitungszeit: 10 Minuten

Zutaten

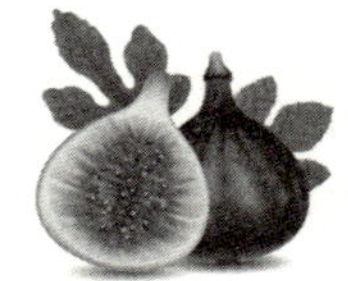

- *6 frische Feigen*
- *100 g Frischkäse natur*
- *Honig*
- *Rosmarinnadeln, gehackt*
- *Evtl. frische Thymianblättchen*

Zubereitung

Feigen lauwarm waschen. Kreuzweise bis zur Hälfte einschneiden. Je einen gehäuften Teelöffel Frischkäse in die Mitte der Feige geben. Honig und gehackte Rosmarinnadeln auf dem Frischkäse verteilen. 10 Minuten bei 150° überbacken oder für 1 Minute in die Mikrowelle geben bei 750 Watt. Mit frischen Thymianblättchen servieren.

Gebratene Champignons mit Gemüsezwiebeln

Für 2 Personen
Zubereitungszeit: 15 Minuten

Zutaten

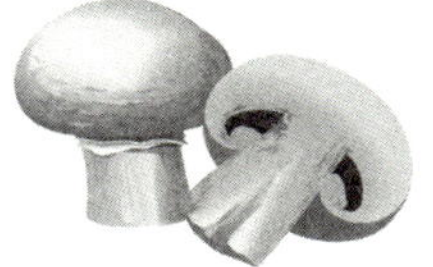

- *400 g braune oder weiße Champignons*
- *1 große Gemüsezwiebel*
- *4 Cocktailtomaten, halbiert*
- *Frische Petersilie*
- *Blutdrucksalz*
- *Olivenöl*

Zubereitung

Champignons waschen, trocknen und in dünne Scheiben schneiden. Gemüsezwiebel klein hacken. Die Gemüsezwiebel in Olivenöl glasig dünsten und die geschnittenen Champignons dazugeben. Dünsten, bis die Flüssigkeit verdampft ist.

Mit reichlich gehackter Petersilie bestreuen oder einem Kraut Ihrer Wahl. Wenig Blutdrucksalz zugeben. Mit Cocktailtomaten servieren.

Gebratene Zucchini mit Schalotten und Thymian

Für 2 Personen
Zubereitungszeit: 15 Minuten

Zutaten

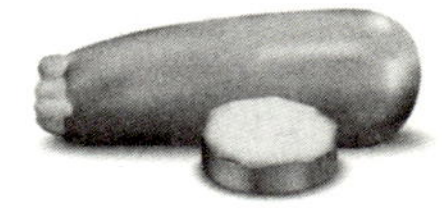

- *3 Zucchini*
- *1 Schalotte*
- *Frischer Thymian*
- *Blutdrucksalz*
- *Olivenöl*

Zubereitung

Zucchini in dünne Scheiben schneiden. Schalotte schälen und klein hacken. In Olivenöl zuerst die Schalotte glasig andünsten, dann die Zucchinischeiben zugeben und braten, bis diese weich, aber noch etwas bissfest sind. Mit frischem Thymian bestreuen und mit wenig Blutdrucksalz würzen.

Kartoffel-Karotten-Suppe

Für 2 Personen
Zubereitungszeit: ca. 30 Minuten

Zutaten

- *7 Kartoffeln*
- *5 Karotten*
- *1 Gemüsezwiebel*
- *2 Knoblauchzehen*
- *Majoran*
- *Gemüsebrühwürfel*
- *Olivenöl*
- *Frischer Oregano*

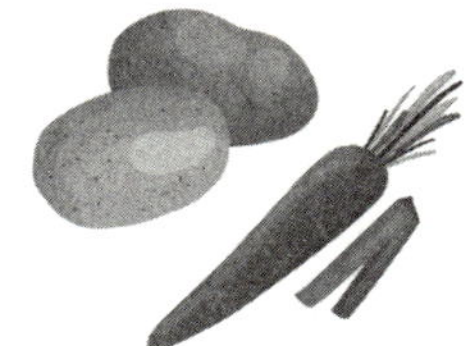

Zubereitung

Kartoffel und Karotten schälen und in Stücke schneiden. In einem Gemüseeinsatz dämpfen, bis sie weich sind (nach ca. 20 Min). Eine halbe geschnittene Gemüsezwiebel und zwei gehackte Knoblauchzehen glasig dünsten. Zu dem Gemüse in eine Schüssel geben und fein pürieren. Mit Gemüsebrühe auffüllen, bis eine sämige Konsistenz entsteht. Auf dem Herd noch fünf Minuten köcheln lassen und 1 Esslöffel getrockneten Majoran unterrühren. Evtl. mit Gemüsebrühe nachwürzen.

Die andere Hälfte der Gemüsezwiebel klein schneiden und auch glasig andünsten. Zusammen mit gehacktem frischem Oregano über die Suppe im Teller geben.

Ravioli mit Lauch-Parmesan-Tomatensugo

Für 2 Personen
Zubereitungszeit: ca. 15-20 Minuten

Zutaten

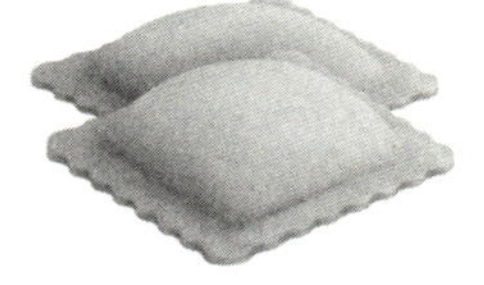

- *2 Packungen gefüllte Ravioli (z. B. mit Ziegenkäse oder Mozzarella gefüllt)*
- *2 Stangen Lauch*
- *200 g Cocktailtomaten*
- *150 g geriebener Parmesan*
- *Frisches Basilikum*
- *Olivenöl*

Zubereitung

Einen großen Topf mit Wasser zum Kochen bringen. Etwas Olivenöl ins Wasser geben. Ravioli 1–2 Minuten köcheln lassen, bis sie oben schwimmen. Abgießen und abtropfen lassen.

Lauch dünn in Ringe schneiden, Cocktailtomaten vierteln. In einer Pfanne den Lauch mit Olivenöl einige Minuten anschwitzen, bis er weich wird. Die Cocktailtomaten zugeben und wenige Minuten dünsten, bis das Wasser verdampft ist. Die Ravioli dazugeben. Die Hälfte des Parmesans unterheben und unter Wenden schmelzen lassen.

Servieren und mit der anderen Hälfte des Parmesans bestreuen, mit Basilikum garnieren. Mit wenig Blutdrucksalz würzen.

Ofengemüse mit Hummus und gerösteten Haselnusskernen

Zutaten

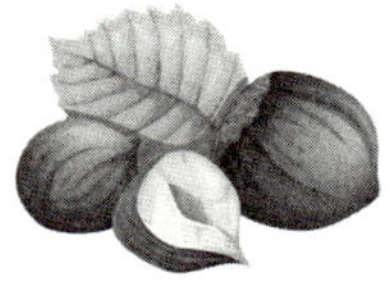

- *400 g gemischtes Gemüse (z. B. rote Paprika, Karotten, Süßkartoffel, Zucchini)*
- *1 Dose weiße Canellinibohnen (200 g)*
- *1 große Gemüsezwiebel*
- *3 Knoblauchzehen*
- *Frischer Oregano oder Petersilie, Blutdrucksalz*
- *Olivenöl*
- *100 g Haselnusskerne, geröstet*
- *400 g Hummus natur (gekauft oder selbst gemacht)*
- *2 Dosen Kichererbsen à 400 g, abgetropft*
- *2 Esslöffel Tahin (Sesammus im Glas)*
- *2 Zitronen, ausgepresst*
- *2 EL Kreuzkümmel*
- *4 Knoblauchzehen gehackt*
- *2 EL Paprikapulver*
- *1 TL Ahornsirup*
- *1 EL Olivenöl*
- *200 ml Gemüsebrühe*

Zubereitung

Ofen auf 180° vorheizen. Gemüse in Spalten bzw. Scheiben schneiden. Auf einem Ofenblech verteilen, mit Olivenöl beträufeln und mit Oregano bestreuen. 15 bis 20 Minuten backen.

In der Zwischenzeit den Hummus herstellen

Alle Zutaten in einen Mixer geben und fein pürieren. Je nach Konsistenz und Geschmack noch etwas Tahin oder Gemüsebrühe zugeben, bis der Hummus sämig und cremig ist.

Auf einer Platte den Hummus ausstreichen, Ofengemüse darüber geben und mit gehackten Haselnüssen und geschnittenem Oregano oder Petersilie bestreuen

Messplan

Messungen von Blutdruck und Puls

Messungen		1	2	3	4	5
Systole/Diastole/Puls		Sys./Dia./Puls	Sys./Dia./Puls	Sys./Dia./Puls	Sys./Dia./Puls	Sys./Dia./Puls
Tage	Datum:	beim Wach-werden	2 Stunden später	13:00 – 14:00 Uhr	17:00 – 18:00 Uhr	vor dem Schlafen
1. Tag						
2. Tag						
3. Tag						
4. Tag						
5. Tag						
6. Tag						
7. Tag						

Ernährungstagebuch

Schwerpunkt auf Gemüse/Obst und Eiweiß

Datum: vom __________________ bis __________________

	Morgen		Mittag		Abend	
Montag	Hauptmahlzeit		Hauptmahlzeit		Hauptmahlzeit	
	Uhrzeit:	🙂 😐 🙁	Uhrzeit:	🙂 😐 🙁	Uhrzeit:	🙂 😐 🙁
	Zwischenmahlzeit		**Zwischenmahlzeit**		**Zwischenmahlzeit**	
	Uhrzeit:	Gw Är Lw Hu	Uhrzeit:	Gw Är Lw Hu	Uhrzeit:	Gw Är Lw Hu
Dienstag	Hauptmahlzeit		Hauptmahlzeit		Hauptmahlzeit	
	Uhrzeit:	🙂 😐 🙁	Uhrzeit:	🙂 😐 🙁	Uhrzeit:	🙂 😐 🙁
	Zwischenmahlzeit		**Zwischenmahlzeit**		**Zwischenmahlzeit**	
	Uhrzeit:	Gw Är Lw Hu	Uhrzeit:	Gw Är Lw Hu	Uhrzeit:	Gw Är Lw Hu

	Morgen		Mittag		Abend	
Mittwoch	Hauptmahlzeit		Hauptmahlzeit		Hauptmahlzeit	
	Uhrzeit:	🙂 😐 🙁	Uhrzeit:	🙂 😐 🙁	Uhrzeit:	🙂 😐 🙁
	Zwischenmahlzeit		**Zwischenmahlzeit**		**Zwischenmahlzeit**	
	Uhrzeit:	Gw Är Lw Hu	Uhrzeit:	Gw Är Lw Hu	Uhrzeit:	Gw Är Lw Hu
Donnerstag	Hauptmahlzeit		Hauptmahlzeit		Hauptmahlzeit	
	Uhrzeit:	🙂 😐 🙁	Uhrzeit:	🙂 😐 🙁	Uhrzeit:	🙂 😐 🙁
	Zwischenmahlzeit		**Zwischenmahlzeit**		**Zwischenmahlzeit**	
	Uhrzeit:	Gw Är Lw Hu	Uhrzeit:	Gw Är Lw Hu	Uhrzeit:	Gw Är Lw Hu

	Morgen		Mittag		Abend	
Freitag	Hauptmahlzeit		Hauptmahlzeit		Hauptmahlzeit	
	Uhrzeit:	🙂 😐 🙁	Uhrzeit:	🙂 😐 🙁	Uhrzeit:	🙂 😐 🙁
	Zwischenmahlzeit		**Zwischenmahlzeit**		**Zwischenmahlzeit**	
	Uhrzeit:	Gw Är Lw Hu	Uhrzeit:	Gw Är Lw Hu	Uhrzeit:	Gw Är Lw Hu
Samstag	Hauptmahlzeit		Hauptmahlzeit		Hauptmahlzeit	
	Uhrzeit:	🙂 😐 🙁	Uhrzeit:	🙂 😐 🙁	Uhrzeit:	🙂 😐 🙁
	Zwischenmahlzeit		**Zwischenmahlzeit**		**Zwischenmahlzeit**	
	Uhrzeit:	Gw Är Lw Hu	Uhrzeit:	Gw Är Lw Hu	Uhrzeit:	Gw Är Lw Hu

Sonntag	Morgen		Mittag		Abend	
	Hauptmahlzeit		Hauptmahlzeit		Hauptmahlzeit	
	Uhrzeit:	☺ 😐 ☹	Uhrzeit:	☺ 😐 ☹	Uhrzeit:	☺ 😐 ☹
	Zwischenmahlzeit		**Zwischenmahlzeit**		**Zwischenmahlzeit**	
	Uhrzeit:	Gw Är Lw Hu	Uhrzeit:	Gw Är Lw Hu	Uhrzeit:	Gw Är Lw Hu

Ernährungstagebuch über 5 Tage

Wichtig

- 14 Stunden Pause nachts
- 4–5 Stunden Pausen zwischen den Mahlzeiten
- 3 Hauptmahlzeiten

Ziel

- 3 Portionen Gemüse pro Tag
- 2 Portionen Obst pro Tag
- 3 Portionen Eiweiß pro Tag
  (Fisch, Fleisch, Milchprodukte, Hülsenfrüchte, Nüsse)
  1 Portion = 1 Handvoll

Dokumentation

Hauptmahlzeit

1. Wann habe ich gegessen (Uhrzeit)?
2. Was habe ich gegessen?
3. Wie habe ich mich anschließend gefühlt?
   Bitte 🙂 oder 😐 oder 🙁 im Ernährungstagebuch ankreuzen!

Zwischenmahlzeit

1. Wann habe ich gegessen (Uhrzeit)?
2. Was habe ich gegessen?
3. Warum habe ich eine Zwischenmahlzeit zu mir genommen – aus Gewohnheit, Ärger, Langeweile oder Hunger?
   Bitte Zutreffendes im Ernährungstagebuch einkreisen!

Eiweißbedarf eines Erwachsenen

WHO-Empfehlung 1g/kg/Tag – z. B. 70 kg – 70 g Eiweiß am Tag

Empfehlung gesundes Frühstück I	
3 EL Haferflocken Feinblatt (ca. 100 g)	13 g Eiweiß
2–3 EL Leinsamen geschrotet *oder* Haferkleie, mit heißem Wasser (ca. 50 ml) übergießen	9 g Eiweiß
100 g Magerquark oder Kokosjoghurt oder 100 ml Mandelmilch	9 g Eiweiß
1 EL Leinöl	
2–3 EL Apfelmus ungesüßt oder frisches Obst	
	Gesamt 31 g Eiweiß

Empfehlung gesundes Frühstück II	
150 g Magerquark	14 g Eiweiß
1 EL Leinöl – beides sehr gut vermengen	
1 TL Zitronensaft	
1½ EL Honiwg	
1 TL Zimt	
3 EL Weizenkeime	14 g Eiweiß
etwas heißes Wasser	
frisches Obst nach Wahl	
1 Handvoll Walnüsse	3 g Eiweiß
	Gesamt 31 g Eiweiß

Empfehlung Mittagessen	
100 g Hähnchen- oder Putenbrust oder Fisch *oder*	21 g – 24 g Eiweiß
200 g Linsen oder Erbsen oder Bohnen	21 g Eiweiß
Als Snack 100 g (Handvoll) Nüsse	20 g – 25 g Eiweiß

Empfehlung Abendessen	
Siehe Mittag *oder*	
Kartoffel mit Ei (oder mit Quark) oder Brot mit Quark	21 g – 24 g Eiweiß
Bohnen mit Ei *oder*	21 g Eiweiß
Eier mit Milch	20 g – 25 g Eiweiß

Durch die geschickte Zusammenstellung eiweißhaltiger Lebensmittel werden sie wertvoller, sodass kleinere Mengen genügen, um den Eiweißbedarf zu decken (d. h. die biologische Wertigkeit nimmt zu).

Eiweißgehalt und Ballaststoffe

Eiweißgehalt in tierischen Produkten	
1 Hühnerei	13 g
100 g Putenschinken	22 g
100 g Roastbeef	21 g
100 g Joghurt	4 g
100 ml Milch	3 g
100 ml Buttermilch	3,5 g
100 g Magerquark	9 g

Eiweißgehalt in pflanzlichen Produkten	
100 g Haferflocken	ca. 13 g
100 g Nüsse	20 – 25 g
100 g Bohnen, Linsen, Kichererbsen oder Erbsen	22 – 25 g
Linsen enthalten zudem Phytoöstrogene (Lignane)	

Ballaststoffe

Ballaststoffe senken Cholesterinspiegel, helfen beim Abnehmen, beugen Gallensteinen vor und schützen vor Darmkrebs.

Empfehlung 30 g am Tag Das entspricht:

- 100 g Weizenkleie oder Haferkleie
- + 100 g Haferflocken
- + 100 g Nüsse
- + 100 g Bohnen
- + 100 g Vollkornreis

7500 Schritte in ein gesundes Leben

Beginnen Sie mit ca. 3000 Schritten als Ziel!

1. Woche vom ____________________ bis ____________________

Montag	Diens-tag	Mitt-woch	Don-nerstag	Freitag	Sams-tag	Sonntag

2. Woche vom ____________________ bis ____________________

Montag	Diens-tag	Mitt-woch	Don-nerstag	Freitag	Sams-tag	Sonntag

3. Woche vom ____________________ bis ____________________

Montag	Diens-tag	Mitt-woch	Don-nerstag	Freitag	Sams-tag	Sonntag

4. Woche vom ____________________ bis ____________________

Montag	Diens-tag	Mitt-woch	Don-nerstag	Freitag	Sams-tag	Sonntag

5. Woche vom ____________________ **bis** ____________________

Montag	Diens-tag	Mitt-woch	Don-nerstag	Freitag	Sams-tag	Sonntag

6. Woche vom ____________________ **bis** ____________________

Montag	Diens-tag	Mitt-woch	Don-nerstag	Freitag	Sams-tag	Sonntag

7. Woche vom ____________________ **bis** ____________________

Montag	Diens-tag	Mitt-woch	Don-nerstag	Freitag	Sams-tag	Sonntag

8. Woche vom ____________________ **bis** ____________________

Montag	Diens-tag	Mitt-woch	Don-nerstag	Freitag	Sams-tag	Sonntag

Entspannung und Meditation – 30 Minuten täglich

1. Tagsüber stündlich drei lange Atemzüge wie folgt:

- 4er-Meditation mit einem inneren Lächeln 😌
- 4 Sek. einatmen – 4 Sek. anhalten – 4 Sek. ausatmen – 4 Sek. anhalten

2. Abendliche geführte Atemmeditation über 20 Minuten (z. B. von Annika Henkelmann)

Wenn Sie die Meditation geschafft haben, tragen Sie sich einen Smiley ein!

Sie finden hier die Tabellen für die ersten beiden Wochen. Die weiteren Tabellen können Sie über den QR-Code herunterladen.

1. Woche vom ______________ bis ______________

Montag		Dienstag		Mittwoch		Donnerstag		Freitag		Samstag		Sonntag	
tags-über	Abend	tags-über	Abend	tags-über	Abend	tags-über	Abend	tags-über	Abend	tags-über	Abend	tags-über	Abend

2. Woche vom ______________ bis ______________

Montag		Dienstag		Mittwoch		Donnerstag		Freitag		Samstag		Sonntag	
tags-über	Abend	tags-über	Abend	tags-über	Abend	tags-über	Abend	tags-über	Abend	tags-über	Abend	tags-über	Abend

DANKSAGUNG

Ein großer Dank geht an Herrn Dr. Neundorfer vom Verlag Herder und an sein Team! Vielen Dank für Ihren angenehmen und entspannten Arbeitsmodus und Ihre kreativen Ideen! Frau Lederer danke ich für die Geduld und Ausdauer beim Entwickeln des Covers! Frau Kwauka bewundere ich für ihre Kreativität, die einfach nur großartig ist, und ihren herrlichen Humor.

Ein ganz herzliches Dankeschön geht an meine Literaturagentur Lianne Kolf in München. Die Zusammenarbeit mit Ihnen ist äußerst angenehm! Liebe Ella Kolf, vielen Dank für Ihr Vertrauen in mich und mein Buchprojekt! Sie sind großartig, und es macht richtig Spaß, mit Ihnen zu arbeiten!

Meine Freundinnen Claudia, Geri, Renate, Celina, Michaela und Viola haben mich tatkräftig mit immer neuen Ideen begleitet und wunderbar unterstützt. Was wäre ich ohne sie! Und was ohne meinen IT-Spezialisten Julian, der so hilfsbereit ist und mir immer seine Unterstützung angeboten hat.

Und schließlich meine Familie, die mir immer wieder neue Impulse gab und mir auch bei kompliziertesten und kniffligsten IT Problemen unter die Arme gegriffen hat. Ein Riesendankeschön dafür!